Td ^{10} 27

T.2660.
O.e.h.e.

RECHERCHES

SUR

LES MÉTASTASES,

SUIVIES DE NOUVELLES EXPÉRIENCES SUR LA RÉGÉNÉRATION DES OS.

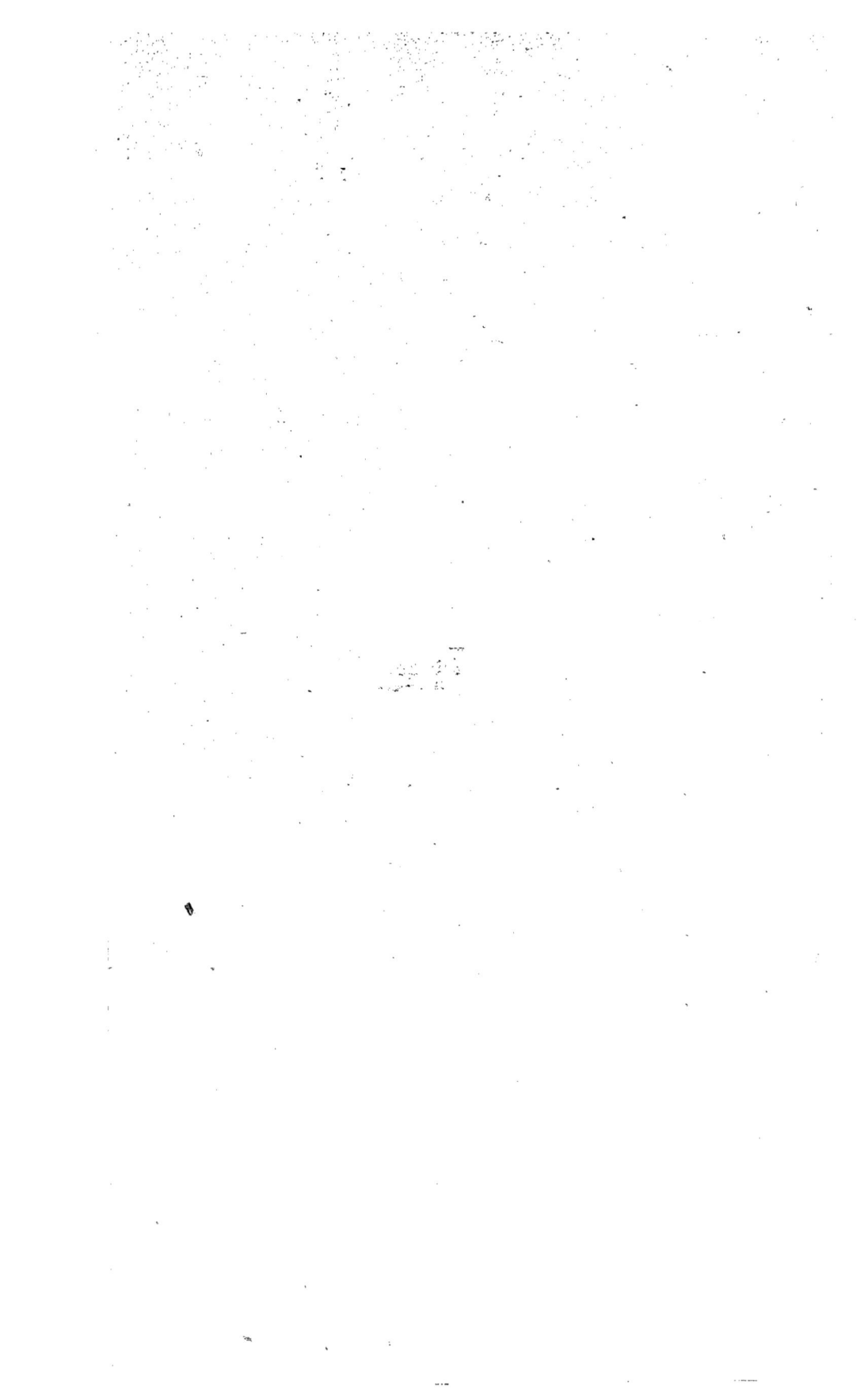

ÉPITRE DÉDICATOIRE

A Monsieur le Baron PERCY,

Ancien Chirurgien en chef des armées, Président actuel de l'Académie royale des sciences, institut de France, Commandant de l'Ordre Royal de la Légion d'honneur, etc. etc.

MONSIEUR LE BARON,

EN vous priant d'agréer la dédicace d'un ouvrage qu'il n'a pas dépendu de moi de rendre plus digne de vous, j'ose vous l'offrir sous le double titre de toute ma gratitude personnelle et de la profonde vénération que nous vous devons pour avoir réfléchi tant d'éclat sur la chirurgie militaire en France.

Tout en vous, Monsieur le Baron, doit exciter notre admiration, lorsque la postérité elle-même, en rappelant vos travaux littéraires, vous comprendra aussi au nombre des bienfaiteurs de l'humanité.

Nul doute, souffrez cet hommage rendu à la vérité, qu'elle ne dise que, par vos pressantes sollicitations, vous obtintes du vainqueur d'Hohenlinden et du général de Kray, de faire respecter les hôpitaux de guerre comme des asiles sacrés et inviolables, où la valeur malheureuse doit être libre et respectée, asiles où vous donnâtes, ainsi que sur le champ de bataille, l'exemple d'un zèle si religieux; qu'elle ne rappelle ces ambulances légères que vous eûtes le mérite d'imaginer dans un temps où il fallait bien opposer la vîtesse des aîles du génie conservateur à la rapidité du vol du génie de la destruction.

Elle n'*oubliera* pas les vœux que vous fîtes, dirigé par une noble philantropie, de voir constituer un corps d'infirmiers militaires dont vous n'avez obtenu un moment la création que pour être aussitôt détruit par cet esprit de malfaisance qui ne se complût que trop à la dégradation des hôpitaux militaires.

De quelle utilité ne fussent pas devenus, aussi, ces infirmiers *despotats* ou brancardiers dont vous conçûtes l'idée ingénieuse qui, pour le plus grand salut des blessés, eussent réuni, à-la-fois, dans l'arme qui les aurait protégés, les secours et les moyens de transport que la gravité des blessures exige sur le champ de bataille, pour les soustraire rapidement à l'ennemi, en même temps qu'aux suites si fâcheuses du retard.

Je pourrais dire ce que la dignité de l'art vous inspira contre les vices honteux d'une administration négligée, lorsqu'il me serait facile de signaler cette noble éloquence que vous opposâtes constamment aux détracteurs de la chirurgie.

Mais il m'est sans doute plus doux de dire que vous fûtes toujours nommé le bienfaiteur et le consolateur du soldat, partout où vos soins devenaient nécessaires sans crainte des dangers que vous pouviez éviter.

Combien de fois ne vous invoqua-t-il pas lorsqu'il était en proie aux douleurs les plus déchirantes ! Et quel est le vétéran de nos camps qui ait oublié Percy !

Vous rappelez cet illustre et bon Paré, dont on vous a donné le nom, en faveur duquel se fit entendre cette acclamation quand la garnison de Metz assiégé le vit entrer dans ses murs :

Ne craignons plus de nous battre, notre bon Paré est parmi nous.

À Austerlitz, dont la renommée est immortelle pour la valeur française, on ne dit rien moins de vous, lorsqu'un grand capitaine qui la dirigeait alors, sans calculer qu'il était une gloire plus grande encore, celle de donner la paix et le bonheur à la France, vous salua en disant qu'il se reposait sur votre zèle et votre humanité des soins dus à tant de braves et d'infortunés.

Puisse cet hommage, Monsieur le Baron, être accueilli de vous, en faveur des sentimens qui m'animent, bien qu'il puisse en coûter à votre modestie de recevoir un tribut de louange dont je ne suis qu'un faible interprète !

Daignez agréer l'expression du profond respect avec lequel j'ai l'honneur d'être,

MONSIEUR LE BARON,

Votre très-humble et très-obéissant serviteur,

CHARMEIL.

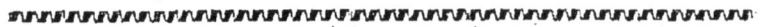

INTRODUCTION.

Si dans le nombre des choses qui composent ce volume, il m'était arrivé de blesser, contre toute intention, l'amour-propre de quelqu'un, en prouvant des contradictions dans l'opinion même de ceux qui ont embrassé une seule manière de voir, j'en demanderais pardon, en affirmant, bien positivement, que ma seule pensée a été d'être utile, dans la conviction où je suis de l'existence des faits que j'ai observés avec tout le scrupule et le dépouillement de préjugés dont un Médecin est capable.

En me trouvant heureux d'avoir contribué à éclairer quelques points de la plus grande utilité en médecine, je remercierais le Ciel de ce qu'il m'a fait naître dans un temps où la raison paraît ij

fixée sur une base que rien ne pourra, désormais, ébranler, tant la direction donnée à la pensée aujourd'hui doit être nécessairement féconde en résultats, puisque l'humanité, enfin, semble avoir conquis tous les droits que lui votait, depuis long — temps, la philantropie la plus éclairée.

Consciencieusement modeste pour le peu que j'ai fait, je réclame une indulgence que l'on ne me refusera sans doute pas, si l'on veut bien croire à la vérité des sentimens qui m'animent.

Conduit par l'opportunité des circonstances à observer les faits qui se sont présentés à mon exercice, sans nulle ambition de produire ou de contrarier des opinions dont le motif est respectable, je me suis seulement livré à la recherche des phénomènes qui se présentaient naturellement à mes yeux, bien convaincu que tout Médecin capable et scrupuleux à remplir ses devoirs, est rigoureusement rétribuable à la science qu'il exerce, des moindres objets qui peuvent concourir à son perfectionnement.

L'observation en médecine est d'une telle importance, lorsqu'elle se rapporte aux faits positifs que la nature produit, qu'on ne peut la méconnaître sans tomber dans le vague des théories et des hypothèses, productions libres de l'esprit qui n'enfantent le plus souvent que l'erreur.

Ainsi tout est donc dans l'observation : *ars medica est tota in observationibus*, a dit BAGLIVI; mais dans cette observation franche, impartiale et éclairée qu'on ne peut accuser de produire de faux systêmes, puisqu'il est malheureusement prouvé, comme le dit l'éloquent auteur de la préface des Mémoires de l'académie royale de chirurgie, *que des opinions entièrement opposées ont eu souvent pour elles le témoignage d'un nombre égal d'observations.*

C'est, en effet, ainsi que l'on doit entendre l'observation, sans plus s'y tromper qu'à cette fausse expérience que chacun a voulu interpréter au gré de ses préventions, sans savoir que l'expérience n'égare jamais, puisqu'elle constitue la véritable science des faits acquis par une saine observation, rapportée à une époque où toutes les connaissances positives doivent concourir à confirmer la vérité, l'esprit dégagé de toute espèce d'entraves, d'erreurs ou d'intérêt.

Je dis intérêt, parce que le sordide appas de la fortune ne doit pas plus être le mobile du Médecin observateur, que les préjugés ne doivent l'asservir.

En m'occupant d'observations, je n'ai pas moins agi dans cet esprit de conviction, qu'affranchi de toute préoccupation, je devais être vrai sans qu'aucune espèce de considération pût me retenir, dussé — je m'être exposé aux traits du mécontentement, aux sarcasmes même de la malignité, si elle s'imaginait en trouver l'occasion.

Il doit arriver un temps, il me semble, où l'homme mûri de sa propre expérience, peut alors rigoureusement se dispenser de se courber sous le poids de l'autorité, en jurant, sur la parole du maître : *autos epha.*

Je sais, toutefois, sans me prémunir d'un trop haut degré de confiance en mes propres forces, que la plus grande réserve doit être l'attribut du Médecin, et qu'il ne doit conséquemment se prononcer que lorsque l'évidence lui èst effectivement démontrée.

Ce principe devait, sans doute, me diriger dans mon observation, tout disposé que j'étais à me soumettre à un sage scepticisme et à l'épreuve du doute philosophique, lorsque quelques points de la matière qui m'a occupé, ne m'ont pas paru suffisamment éclairés.

Ma manière de procéder ne devait conséquemment pas me rendre étranger à ce précepte de SENNEBIER, dans son art d'observer, qu'il faut chercher ce qui est, en se défiant encore de ce que l'on observe.

M. BRICHETEAU (article OBSERVATION du Dictionnaire des sciences médicales) a très-heureusement dit, sans doute, *que la nature admet quelquefois le langage qu'on lui demande, et revêt l'extérieur qu'on lui souhaite, et qu'on pourrait, alors, ainsi la rendre complice de l'erreur, si on n'était muni d'une sage défiance de soi-même.*

En cherchant à me garantir de ces écueils que je pouvais rencontrer sur ma route, je devais aussi user de persévérance, pour ne pas trop précipiter mon jugement, afin de ne pas m'égarer en augmentant le nombre de ces décisions hasardées.

Tant d'individus prétendent avoir raison en ne voyant qu'à travers le prisme de leurs propres idées ou de leurs préventions, selon le vent ou l'inclinaison qui les dirigent ! Et puis une fois une

opinion émise, on en revient si difficilement.

*Dites à un homme passionnément
amoureux*, dit LOCKE (de l'Entende-
ment humain, de l'Erreur), *qu'il est
dupé ; apportez-lui vingt témoins de
l'infidélité de sa maîtresse, il y a à
parier dix contre un, que trois pa-
roles obligeantes de cette infidèle ren-
verseront en un moment tous leurs témoignages :* QUOD VOLUMUS FACILE CRE-
DIMUS. Ainsi nos préventions elles-mêmes
que nous ne saurions trop combattre pour
l'intérêt de la vérité, sont-elles des voiles
qui obscurcissent les plus heureuses qualités de l'esprit.

A ces causes manifestes de la mauvaise
observation ou d'une expérience mal dirigée, on pourrait ajouter comme source
productrice des contradictions qui s'élè-
vent de toutes parts, cette manière rétrécie de considérer les opérations de la
nature en ne dirigeant notre attention que
vers une seule facette de l'objet qu'il fau-

drait nécessairement considérer sous tous
ses rapports, sur tous les points différens
de son étendue, en le voyant comme
d'un centre d'où rien ne pourrait échapper
à l'observateur, ayant soin, surtout, de
ne pas partir d'un principe faux, dussent
les conséquences en être rigoureuses, relativement au sujet dont on se serait occupé.

Ainsi le solidisme outré a-t-il été
jusqu'à vouloir détruire, par des conséquences assez bien déduites des prémis-
ses, ce qu'une saine doctrine devait nécessairement attribuer aux humeurs ani-
mées à leur manière, comme tout ce qui
entre dans la composition de l'organisme,
dernier objet qui fait le premier sujet de
mon ouvrage dans les preuves que je
donne en faveur des métastases humorales, sans vouloir toutefois, ce qu'on ne
peut attendre des lumières du temps, que
l'humorisme ne prévale autrement que
dans les limites de la circonscription que
lui ont naturellement imposées les principes de l'école de l'immortel BICHAT.

Au surplus, je n'aurais, ici, d'autre mérite que celui de corroborer en quelque sorte les assertions de praticiens dont l'autorité est connue, en ajoutant un beau fait à ceux qu'ils ont rapportés, pour en concilier l'explication avec la doctrine physiologico-pathologique consacrée aujourd'hui, doctrine qui se repose si victorieusement, d'une part, sur l'anatomie pathologique, de l'autre, sur les propriétés si bien appréciées de nos tissus et des appareils de la vie, dépouillement fait de toute abstraction chimérique ou éventuelle.

Je citerais encore contre cette espèce d'observation, qu'on réduit à un champ beaucoup trop borné pour qu'elle puisse convenablement expliquer les opérations de la nature, ces contradictions, ces opinions différentes au sujet de la régénération des os, tandis que les uns nient qu'elle puisse se faire, lorsque les autres affirment au contraire, qu'elle se fait, le périoste ou la substance de l'os y servant seul, ou y participant à peine le concours de différens systêmes ou tissus étant plus positivement démontré, chacun alléguant la force de sa logique et l'exactitude de ses expériences ou plutôt des essais (*experimenta*) qu'il a faits suivant la direction qu'il a prise pour en déduire le résultat qu'on croit être le plus vrai d'après son opinion.

En m'occupant de plusieurs autres objets dans mon ouvrage, c'est à ces deux principaux que j'ai voulu précisément m'arrêter comme dignes de remarque plus particulière, par les soins aussi qu'ils ont dû requérir de notre part.

J'avoue que pour m'occuper avec toute l'attention et le scrupule dont je pouvais être capable, il fallait que je ne hasardasse rien, que j'y réfléchisse longtemps, qu'après avoir pensé à toutes les objections que l'on pourrait me faire, je m'étayasse assez d'érudition et du concours, surtout, de l'analyse et de la synthèse sans lesquelles l'observation des faits ne présente aucun fondement stable , ainsi , comme on le dit de l'arithmétique , que l'addition et la soustraction se servent mutuellement de preuves.

En traitant de sujets divers de médecine et de chirurgie, malgré la médiocrité de mes moyens , je ne me suis pas cru incapable de m'occuper également de deux branches évidemment inséparables de la même science , par l'indispensable nécessité de leurs rapports , dont l'exercice ne peut être véritablement séparé que par une vocation plus décidée pour une des parties du même art , qui affranchit les uns du courage et de la dextérité que comporte le manuel des opérations de quelque importance , puisque pour celles d'une pratique plus commune, aucun de ceux qui exercent la médecine n'a acquis le droit de s'y refuser.

L'utilité de ce concours de savoir et d'application est tellement évidente, que personne n'en doute plus , même ceux qui, pour perpétuer le crédit qu'ils veulent se donner dans le monde ancienne-ment abusé, ne cessent de dire, à l'écart, pour que cela leur soit utile et profita-ble, qu'un Chirurgien, quelque méritant qu'il soit, ne peut être Médecin, par la raison qu'ils se consacrent eux-mêmes à la médecine, et qu'ils n'ont conséquemment pas la prétention d'exercer un art dont ils abandonnent volontiers le manuel à ceux qui s'y livrent plus particulièrement.

Si la question n'était pas tellement résolue relativement à la possibilité de l'exercice des deux branches dans un même individu, qu'on ne pût se dis-penser de le rappeler, je citerais à l'ap-pui de l'opinion qui est celle aujour-d'hui de tout le monde éclairé, excepté des personnes intéressées à maintenir le préjugé défavorable à ceux qui avouent le titre de Chirurgien, la profession de foi, à ce sujet, d'un des plus célèbres Médecins de l'école moderne.

M. le professeur HALLÉ, membre de

l'institut, en parlant, (*discours lu en 1815, à la séance publique de la faculté de médecine de Paris*) de la nécessité de recourir souvent, à la fois, aux moyens extérieurs et internes pour rendre la force ou le calme aux organes, que la maladie soit du ressort de la chirurgie ou de la médecine, s'exprime en ces termes pour démontrer l'indispensable utilité de la réunion de toutes les connaissances médicales, il parle de celui qui est appelé pour suffire à la double indication : *A-t-il été Chirurgien ou Médecin? Il a été tout, sans cela, ses efforts insuffisans et incomplets n'eussent point écarté le danger qui menaçait celui qui se confiait à ses lumières.*

Cet aveu renferme, sans doute, implicitement l'obligation imposée au docteur en médecine et en chirurgie dans nos facultés, de puiser, aux mêmes sources, l'ensemble des connaissances dont l'accord et l'union leur auront été nécessaires.

On ne pourrait donc réduire la chirur-

gie proprement dite, au simple manuel
des opérations, sans flétrir en quelque
sorte cet art, en le réduisant à un pur
mécanisme, lorsqu'une connaissance entière de l'organisation et des différens
modes de lésions qui peuvent l'affecter,
exigent, impérativement, de lui l'ensemble
de tout le savoir qui constitue le Médecin,
plus, le talent de celui qui sait trouver
dans son courage et dans la délicatesse de
ses sens externes, la faculté d'opérer, de
joindre efficacement l'œuvre au conseil.

Sans des raisons aussi positives, le
Nestor et l'un des premiers Médecins de
notre âge, J. B. FRANCK, se fût-il écrié :
« *Quam egena igitur ars utraque sine
sorore incedit et quam magnis mortales
beneficiis privabantur, ex quo tempore
medicis impium erat, humanum corpus,
ut a graviori malo liberaretur, saucium
reddere* » (Oratio academica de chirurgo
medicis auxiliis indigente, habita Ticini,
die 31 martii 1787. FRANKII, delect. opusc.
IV., 304).

Il est beau, et, sans doute, toute réplique est désormais interdite, de pouvoir
joindre au témoignage du célèbre FRANCK,
celui de l'illustre LA MARTINIÈRE qui dé-
fendait ainsi auprès de Louis XV, dont
il était le premier Chirurgien, les droits in-
justement contestés par l'esprit de corps,
aux Chirurgiens dont les lumières ne
brillèrent jamais d'un plus vif éclat que
de son temps.

J'ose avancer à votre Majesté, SIRE,
comme un principe incontestable, que la
théorie ou la science de la chirurgie,
n'est autre chose que la théorie et la
science de la médecine même ; c'est-à-
dire, qu'il n'y a pas deux théories dont
l'une soit la théorie du Médecin et l'autre
la théorie du Chirurgien. Le Chirurgien
ne doit ignorer rien de ce que sait ou
doit savoir le Médecin. Ce qui constitue
la théorie du Chirurgien doit être su
très-exactement du Médecin ; j'en ex-
cepte le détail du manuel des opérations.
(Mémoire présenté au Roi, par son pre-

mier Chirurgien [La Martinière], Paris, 1749, in-4.º)

Ainsi, dit le Docteur Prunelle, *s'exprimait un homme qui fit le plus noble usage de la faveur souveraine en l'employant au perfectionnement de l'art qu'il exerçait et à la gloire de la patrie; ainsi parlait un Chirurgien auquel les Médecins n'eurent à reprocher que des préventions, et qui se vengea noblement de leurs injustices, en rendant ses confrères plus instruits qu'ils ne l'avaient été, et en assurant ainsi à la chirurgie française, une primauté dont elle a joui constamment depuis lors.* (Des études du Médecin, de leurs connexions et de leur méthodologie; discours prononcé à la rentrée de la faculté de médecine de Montpellier, le 17 novembre 1815, par M. Prunelle, professeur de médecine légale et d'histoire de la médecine.

En confirmation des preuves que le mode d'enseignement actuel donne en faveur de l'instruction médicale du Chirurgien, qu'il rend également apte à exercer

les deux branches d'une même science , que l'on voulait
naguères séparer par un mur d'airain , qu'il me soit
permis , par une affection bien naturelle pour la ville
que j'habite , libre de toute espèce d'engagement obsé-
quieux ou intéressé , de citer l'exemple de deux jeunes
chirurgiens nés à Metz , ville qu'ils promettent d'ho-
norer un jour. Je parle de MM. LALLEMAND et BÉGIN ,
le premier , professeur à la faculté de médecine de
Montpellier , chirurgien en chef de ses hôpitaux civils ;
le second , chirurgien aide-major à l'hôpital militaire
d'instruction de Metz.

Indépendamment de leurs connaissances bien positives en chirurgie , de leur habileté dans les manœuvres des opérations les plus difficiles , dans lesquelles
M. le docteur LALLEMAND a particulièrement fait des
preuves , le public a déjà la mesure du mérite de leurs
travaux en littérature médicale. M. le docteur LALLE-
MAND , qui a si bien préludé par une thèse riche de
raisonnemens et de nouveaux faits (*Observations pathologiques propres à éclairer plusieurs points de physiologie*) , publie des recherches anatomico-pathologiques
sur l'encéphale et ses dépendances , qui lui assigneront
désormais un rang distingué parmi les médecins.

M. BÉGIN , en se signalant par une critique déjà
exercée en médecine dans des journaux où il a fourni
de nombreux articles , vient d'ajouter à sa réputation
en donnant des principes généraux de physiologie pathologique fondés sur la nouvelle doctrine médicale
qu'il avait si bien étudiée auprès de son illustre maître ,

M. Broussais, médecin en chef de l'hôpital militaire d'instruction de Paris. M. Bégin est, d'ailleurs, avantageusement connu par son association littéraire à M. Fournier – Pescay, dans le Dictionnaire des sciences médicales.

Pour rendre l'exercice de la médecine encore plus profitable à l'humanité, s'il m'était permis d'émettre un vœu, ce serait celui de ne voir admis, désormais, qu'un seul titre dans les facultés de médecine ; chacun libre, après avoir fait toutefois ses preuves *in utroque jure*, de se livrer à l'exercice pour lequel il se croirait plus spécialement destiné : seulement pour les emplois publics, où le talent du chirurgien doit être plus particulièrement exigé, le concours seul deviendrait de rigueur, puisque indépendamment du sang-froid qui caractérise le chirurgien, la dextérité de la main lui est imposée.

Toutes les obligations seraient alors remplies, et l'on ne trouverait plus aucun prétexte d'accuser le chirurgien de n'être que chirurgien. On préviendrait, par ce moyen, une imperfection de savoir que je suis loin de désavouer pour tous ceux qui exercent la médecine, et qui, par cela même qu'ils sont chirurgiens, prétendent quelque fois à tort un double titre qu'il faut encore avoir mérité.

Pour prouver, au préalable, la nécessité de la qualité de médecin proprement dit, qui nierait qu'hors les plus grandes villes par exemple, le chirurgien ne fasse beaucoup plus de médecine que de chirurgie, s'il veut suffire aux besoins de son existence !

La qualité de médecin devient donc de première rigueur, si l'on veut être consciencieux.

En organisant sous un terme commun l'exercice de la chirurgie et de la médecine, que ne peut-on suppléer plus heureusement à cet emploi hybride ou équivoque d'officier de santé qui nous vaut tant de crimes de lèse-humanité par la facilité que tant de charlatans et d'ignorans ont à se faire admettre pour exercer impunément.

Loin de moi, toutefois, de comprendre dans cette désignation d'officiers de santé des hommes modestes et éclairés que des circonstances particulières ont réduits à cette infériorité d'emploi.

FIG. 3.

FIG. 4.

FIG. 1.

FIG. 5.

FIG. 2.

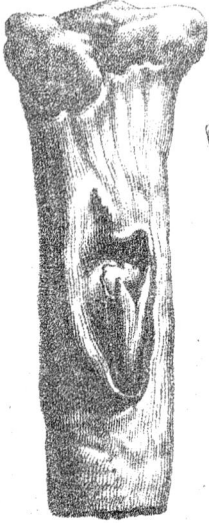

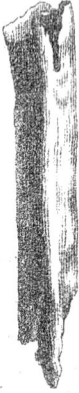

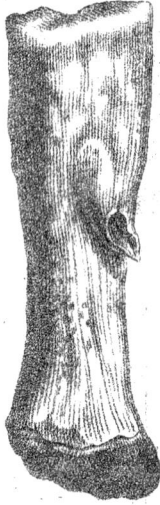

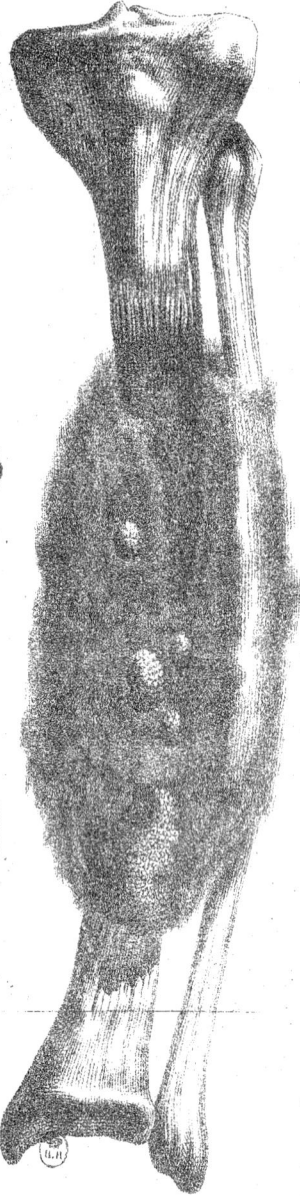

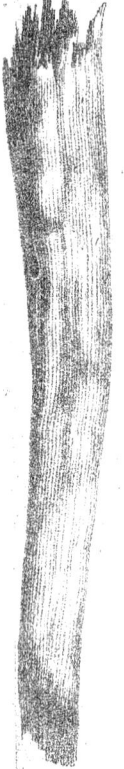

FIG. 6.

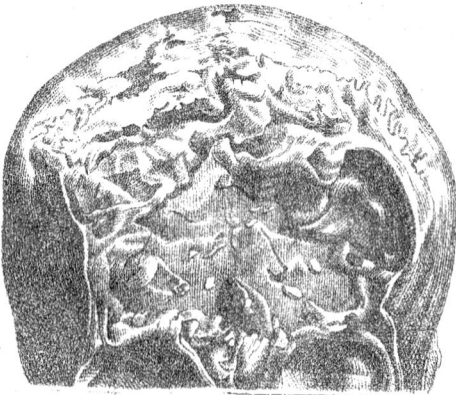

Lith. de R. Tisseine et R. Duppey à Metz.

Dessiné par N. Duprez

EXPLICATION

DES PLANCHES.

PREMIÈRE PLANCHE.

*Cette planche représente des cas bien évidens
de la régénération des os dans l'homme.*

Fig. 1. Exemple de régénération qui s'est offert
à notre observation.

Prolongement osseux de l'extrémité
supérieure du tibia.

Prolongement fibro-cartilagineux de
l'extrémité inférieure de cet os, aboutis-
sant à une substance en grande partie
osseuse.

Plusieurs noyaux osseux formés dans
la substance intermédiaire aux deux portions du tibia.

Cette substance de nature gélatino-
albumineuse, composait le fond de la

ij

plaie, et paraissait avoir déjà acquis une consistance solide, cartilagineuse. Elle semblait destinée à combler tout le vide produit par l'ablation de la nécrose.

Voyez la dissection du membre amputé,
page 311 de notre ouvrage.

Fig. 2.　Corps entier du tibia nécrosé dans une longueur de 226 millimètres. Ses surfaces intactes avec le trou nourricier.

———————

Cas d'anatomie pathologique représentant une régénération complète du tibia. Le dessin de cette pièce est tiré du Musée anatomique de Ruisch.

Voyez la page 350 de notre ouvrage.

Fig. 3.　Partie supérieure du nouvel os renfermant l'os nécrosé.

Fig. 4.　Partie inférieure du nouvel os.

Fig. 5.　Toute la substance du corps de l'os nécrosé.

———————

Fig. 6.　Sujet tiré du 1.er volume de l'annuaire médico-chirurgical des hôpitaux civils de Paris, *observations sur des nécroses du crâne par le docteur Cullerier,* représentant une tête qui, dans un vide formé par l'ablation d'une grande por-

PL. 2.

FIG. 12.

FIG. 1.

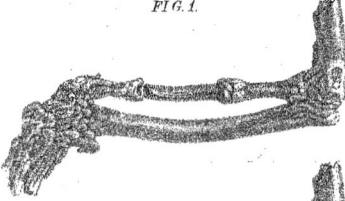

FIG. 7.

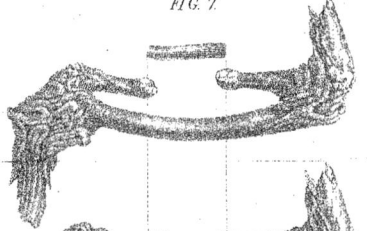

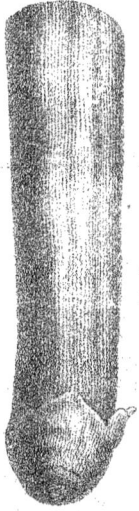

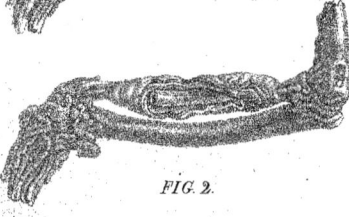

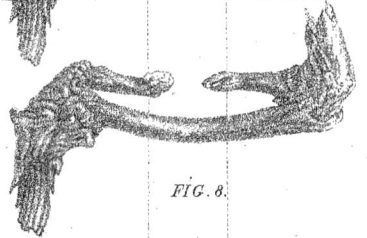

FIG. 2.

FIG. 8.

FIG. 3.

FIG. 9.

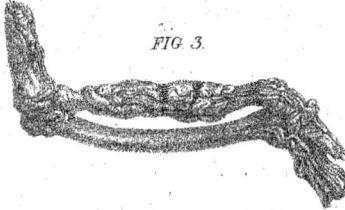

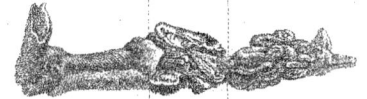

FIG. 13.

FIG. 4.

FIG 10.

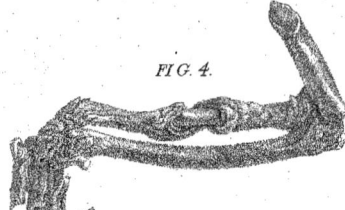

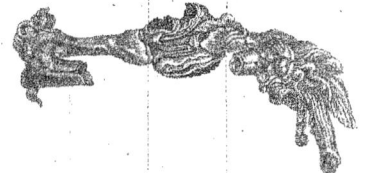

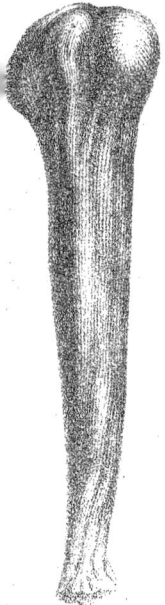

FIG. 5.

FIG. 11.

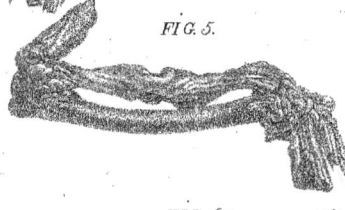

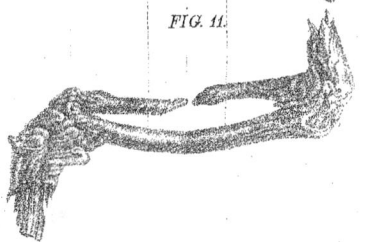

FIG. 6.

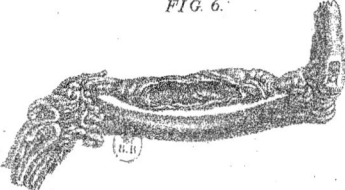

Lith. de R. Tavernier et R. Dupuy à Metz.

Dessiné par R. Dupuy en 1831.

tion du coronal nécrosé, donne évidemment la preuve de plusieurs noyaux d'ossification dans le tissu même de la dure mère, restée tout-à-fait intacte et à découvert.

Voyez les pages 348-375 de notre ouvrage.

DEUXIÈME PLANCHE.

Elle donne les dessins des cas d'anatomie pathologique que nous avons obtenus du résultat des vivisections que nous avons faites sur des pigeons pour confirmer l'existence de la régénération et la manière dont elle s'opére.

Voyez-en les détails, page 322 de notre ouvrage.

PREMIÈRE SÉRIE D'EXPÉRIENCES.

Nécrose déterminée par la destruction complète du périoste et de la membrane médullaire

Voyez page 327.

EXAMEN 6 jours après la vivisection.

Fig. 1. L'os nécrosé est représenté ici en place entre les portions saines de l'os. Elle sont tuméfiées et revêtues , chacune , d'une espèce de godet ou de chaperon déjà cartilagineux et calcaire.

Voyez la page 328.

EXAMEN 60 *jours après.*

Fig. 2. Nouvel os déjà très-avancé contenant la nécrose.

Fig. 3. Contre-partie de ce nouvel os représentant un noyau osseux , ou lame osseuse intermédiaire aux parties supérieure et inférieure du séquestre auxquelles il tient par un fibro-cartilage absolument analogue à celui qui est représenté dans la première figure de la première planche.

Voyez la page 330.

EXAMEN 90 *jours après.*

Fig. 4. Nouvel os plus avancé encore.

Fig. 5. Contre-partie de cette régénération prise comme l'antécédente, sur sa face postérieure. La portion osseuse centrale ou intermédiaire n'est plus isolée ; elle est entièrement confondue avec le reste pour constituer le nouvel os ou le sé-questre.

Voyez la page 331.

Fig. 6. Intérieur du nouvel os dont on a enlevé l'os nécrosé.

Voyez la page 331.

II.ᵉ SÉRIE D'EXPÉRIENCES

Représentant les progrès de la régénération par l'élongation seule des bouts d'os, ablation ou retranchement fait de 20 millim. de la substance entière d'un des os de l'avant-bras entre ses deux extrémités.

Les 20 millimètres ne sont dessinés que pour la 1.ʳᵉ figure de cette série, 7.ᵐᵉ *figure de cette planche.*

Cette portion d'os retranchée est supposé exister pour le reste de la série, afin de donner la mesure comparative des progrès de ce genre de régénération, qui laisse finalement concevoir un cal pour la réunion des deux prolongemens. Ce n'est d'ailleurs, ici, qu'une pure supposition que nous vérifierons par de nouvelles vivisections.

EXAMEN 6 jours après la vivisection.

Fig. 7. Simple tuméfaction des bouts d'os tronqués. Léger encroûtement de leurs surfaces sans élongation sensible.

Voyez la page 333.

EXAMEN 30 *jours après.*

Fig. 8, Prolongemens laminés et anguleux des
bouts d'os.

Voyez la page 334.

EXAMEN 60 *jours après.*

Fig. 9. Cette figure, qui fait exception à l'espèce de régénération établie par cette
série, en justifiant, sous un seul rapport,
la théorie du docteur Howship (mémoire
cité), *voyez la page* 380 *de notre ouvrage*, représente une nouvelle espèce
de régénération formée accidentellement
du concours du développement des bouts
d'os et de l'ossification des brides fibro-
cartilagineuses qui se sont formées à l'occasion des caillots de sang qui ont resté
déposés dans le vide opéré par le retranchement de la portion de la continuité
de l'os dont nous avons parlé,

Fig. 10. Elle représente la partie opposée de la figure précédente.; elle offre également l'image des surfaces tuméfiées des bouts de l'os, ainsi que des autres portions d'enveloppes ou de brides fibro-cartilagineuses, ossifiées çà et là qui réunissant la substance osseuse, concourent à constituer l'os de nouvelle formation.

On voit sensiblement sur chacune des fig. 9 et 10 les parties noires des caillots qui comblent l'intervalle des deux bouts d'os.

Ainsi, ces deux points de vue que nous avons fait dessiner, représentent distinctement cinq parties, les deux bouts d'os développé, les liens membraniformes intermédiaires, puis les sommets des caillots, dont le centre est recouvert de ce lien ou enveloppe dont nous venons précisément de parler.

Voyez la page 335.

EXAMEN 90 *jours après.*

Fig. 11. Intervalle des deux bouts presque entièrement comblé par l'élongation des deux bouts.

Voyez page 336.

Nous n'avons pu rendre dans ces deux séries, que les parties évidemment dures, par la difficulté d'exprimer convenablement, l'état des parties molles qui eussent d'ailleurs compliqué nos dessins en les rendant moins nets, difficiles à distinguer.

Le volume de l'avant-bras est augmenté d'un cinquième pour rendre les objets plus apparens.

———

Fig. 12 et 13. Les deux dernières figures, fig. 12 et 13, représentent un fémur et un humérus tronqués par l'amputation, dont le canal médullaire est formé et la surface arrondie, sans qu'il y ait eu la moindre élongation. Nous avons cru convenable de mettre ce genre de travail en rapport avec celui que nous a offert la 2.ᵉ série de nos vivisections. Les deux figures sont tirées du mémoire de Louis sur la saillie de l'os dans l'amputation. (Mémoires de l'Académie royale de chirurgie.)

Voyez page 337 *de notre ouvrage.*

CONSIDÉRATIONS

SUR

LES MÉTASTASES,

FONDÉES SUR DEUX OBSERVATIONS, L'UNE DE
MÉTASTASE LAITEUSE, L'AUTRE DE MÉTASTASE
PURULENTE, CONFIRMÉES, TOUTES DEUX, PAR
L'ANALYSE CHIMIQUE.

CONSIDÉRATIONS
SUR LES MÉTASTASES,

FONDÉES SUR DEUX OBSERVATIONS, L'UNE DE
MÉTASTASE LAITEUSE, L'AUTRE DE MÉTASTASE
PURULENTE, CONFIRMÉES, TOUTES DEUX, PAR
L'ANALYSE CHIMIQUE.

Les vrais philosophes, toujours ennemis de l'esprit de parti,
se sont fait un devoir essentiel de ne prendre que la vérité
pour guide, lorsqu'ils ont pu la saisir, ou de la chercher
avec autant de franchise que d'empressement, lorsqu'elle se
dérobait à leurs yeux. Ses intérêts ont été les leurs, et leur
franchise trouve encore de nos jours autant d'approbateurs.
INTRODUCTION *du Traité de l'expérience*, par
ZIMMERMANN, *page* I.re

PREMIER ARTICLE.

*Aperçu sur les Métastases. — Contradictions
élevées entre différens auteurs à leur sujet.
— Doctrine que notre observation vient
confirmer.*

LA fable du lit de Procuste pourrait faire
allusion, en quelque sorte, à la science des faits
en médecine. Ne les dénature-t-on pas trop
souvent, pour les enchâsser de force dans le

cadre étroit de nos théories ? Un fait a beau, quelquefois, se montrer garanti des preuves les plus respectables, s'il sort de la règle ordinaire, il faut absolument qu'il subisse, pour son admission, l'épreuve de nos explications systématiques ; ou bien, s'il ne peut s'y plier, on le rejette comme incompatible avec l'ordre que nous prêtons à la nature, en donnant force d'arrêt à nos vues incertaines. Ainsi obéissons-nous, sans nous en douter, à des préventions trop souvent nuisibles aux progrès de la science, tandis qu'il suffirait de moins restreindre les lois que nous nous imposons si péniblement, sans sacrifier, toutefois, à une crédulité qu'on ne peut raisonnablement avouer.

Depuis l'immortel BICHAT, particulièrement, les métastases d'humeurs ne peuvent plus encourir une proscription dont a fait justice l'appréciation plus convenable des forces vitales rapportées aux différens systêmes de l'organisme, considération faite de l'état pathologique.

Dût-on même ignorer la manière dont s'opère précisément l'absorption, il suffit qu'il soit prouvé qu'elle ait lieu, pour que la cause des métastases soit jugée.

Il s'agit, ici, d'un fait important contesté; des métastases laiteuses que des Médecins rejettent formellement, comme s'il y avait aujourd'hui une espèce de honte ou de ridicule à les avouer. Cependant des hommes, dont l'autorité fait foi en médecine, en ont attesté l'existence.

Dans tous les cas, de quelque manière qu'on prétende expliquer les phénomènes de l'absorption; qu'elle ait lieu par le mouvement rétrograde de DAARWIN, par la marche que l'on prête communément aux absorbans, ou par le système veineux d'après MM. JACOBI et MAGENDIE, si un fait bien avéré en pathologie pouvait être rejeté faute d'une explication suffisante, ne se trouverait-on pas autorisé, par cela même, à douter d'une théorie qui se refuserait à admettre un témoignage évident? La physiologie pathologique ou d'observation pourrait-elle adopter la théorie la plus brillante, si elle était en opposition avec un seul fait?

Est-il donc rigoureusement nécessaire de s'asservir aux règles que l'opinion du jour a établies; de se renfermer dans le misérable cercle que notre insuffisance ou notre orgueil tracent à la nature, en voulant que l'humeur résorbée passe nécessairement et méthodiquement par le long circuit ou la filière que nous lui avons donnée, avant de parvenir au foyer où s'est établi la fluxion ?

L'objet de l'absorption est sans doute encore trop discuté, pour que la vérité ait pu jaillir des épreuves qui ont été faites jusqu'alors ; et peut-être est-il plus convenable de s'arrêter simplement à l'exposition des choses, en concédant une puissance illimitée aux absorbans.

La vie de chacun de nos systèmes ne se modifierait-elle pas en raison du trouble apparent de l'organisme, et le système absorbant particulièrement ne pourrait-il se mettre en rapport avec tel ou tel fluide habituellement étranger à sa manière d'être, selon l'espèce de vitalité qui lui serait départie ?

A moins d'adhérer trop exclusivement à ses idées, nous ne pensons pas qu'il soit possible de méconnaître l'existence des métastases humorales. Un Médecin déjà célèbre, zélé partisan de la doctrine de BICHAT, M. le Docteur BROUSSAIS, ne met aucun doute à la résorption des fluides ainsi qu'à leur déviation sur les différens systêmes.

Dans son cours oral de pathologie générale

et interne, M. Broussais, en parlant des collections, dit affirmativement que la résorption du
liquide épanché, se fait quelquefois si rapidement, qu'il a souvent été frappé, comme tant
d'autres, de la disparition soudaine d'abcès,
d'hydropisie, etc. etc. M. Broussais ajoute qu'on
ne peut en méconnaître les traces dans les excrétions elles-mêmes; que le fluide résorbé peut
être transporté dans les viscères, et produire
consécutivement des accidens graves, sans qu'au
préalable il y ait inflammation, ainsi que cela
arrive dans la métastase qu'il appelle d'irritation,
pour la distinguer de la métastase d'humeurs.

M. le Professeur Richerand, une de nos meilleures autorités en physiologie, admet évidemment cette dernière espèce de métastase, en pensant, pour en expliquer l'étonnante rapidité,
que la matière résorbée circule au moyen des
anastomoses, et parcourt le réseau lymphatique
dont le corps et chacune de ses parties se trouvent enveloppés, sans traverser les glandes qui
en eussent retardé le cours et changé plus ou
moins la nature.

L'activité des lymphatiques est d'ailleurs tellement démontrée, qu'il est difficile de ne pas
croire à la résorption soudaine des humeurs,

conséquemment à leur déviation. On peut en puiser la preuve dans les articles *Déviations*, *Inhalation*, *Dépôts*, *Cas rares*, du dictionnaire des sciences médicales, où une grande partie de tout ce qui peut être recueilli sur cette matière se trouve réuni.

Les cas y sont assez multipliés pour que nos observations n'offrent rien de si étrange.

Qu'il nous soit seulement permis d'éclairer le sujet dont nous nous occupons, de réflexions critiques sur plusieurs passages des articles que nous citons. Nous étendrons cette critique à plusieurs autres opinions qui nous ont paru également hasardées ou contradictoires.

Plus heureux que ceux qui n'ont pu observer par eux-mêmes, ne serait-il pas possible que nos vues se rapprochassent davantage de la vérité ?

Feu M. de MONTÉGRE, auteur du bel article *déviation*, ne s'exprime-t-il pas avec une louable réserve, lorsqu'il dit, relativement aux métastases laiteuses : « *L'on ne peut manquer d'être fort embarrassé pour se décider, à moins que l'on ne s'en tienne à l'exposition pure et simple des faits qui paraissent incontestables*, (page 110).

C'est aussi dans ces principes qu'il rapporte l'analyse d'une urine laiteuse, soumise, par M. le Docteur ALIBERT, aux épreuves chimiques de M. CABALE, sous les yeux mêmes de M. VAUQUELIN.

Ces messieurs reconnurent que cette humeur devait évidemment son opacité laiteuse à une matière caséeuse.

La femme qui a rendu cette urine, veuve depuis plusieurs années, avait conservé ses seins dans l'état ordinaire de vacuité, tandis que celle qui est le sujet de notre observation, avait toujours vu alterner ses déjections laiteuses avec le gonflement des mamelles, qui, chaque fois, préludait par l'écoulement d'une partie du lait qui s'y était formé.

Si, de ce que les seins de la malade de M. le Docteur ALIBERT n'avaient pas rendu une seule goutte de lait, on avait pu penser que cette liqueur s'était formée ailleurs que dans son organe naturel, du moins pouvions-nous tirer de notre propre observation, une induction plus convenable. M. de MONTÉGRE ajoute encore à une opinion aussi raisonnable que celle que nous venons de citer, cette portion de paragraphe qui vient pleinement justifier le doute philoso-

phique dans lequel doivent, au moins, se renfermer les Médecins qui ne se sentiraient pas
assez éclairés, à ce sujet, de leurs propres lumières : « *Le fait de M.* ALIBERT *me semble être
un de ceux que l'on doit conserver dans la
mémoire, sans en tirer de conséquence et sans
les faire entrer dans aucune théorie, parce
qu'ils sont complettement isolés ; mais les Médecins ne doivent rien négliger pour éclairer
ceux qui pourraient offrir, avec celui-là,
quelque analogie.* » (Lieu cité, page 114).

Heureux si le fait, que nous allons ajouter à
celui-ci, pouvait servir de preuve péremptoire!
Si l'on veut nous accorder assez de lumières,
et sur-tout assez d'amour pour la vérité, nous
aurons peut-être contribué à confirmer un principe de quelque importance dans la pratique.

Pourrait-on accuser M. le Docteur ALIBERT
de s'être mépris en prétendant que le lait en
nature joue un grand rôle dans toutes les maladies des femmes en couche ? Lui reprocherait-
on de dire : (voici ses propres expressions)
« *Que la redondance du lait se marque sur-
tout à la périphérie du corps de la femme,
par des croûtes d'un blanc verdâtre, et que*

cette cacochymie rebelle entraîne par fois des abcès que l'on pourrait presque considérer comme caséeux. » (DISCOURS PRÉLIMINAIRE DE LA DESCRIPTION DES MALADIES DE LA PEAU, page 7.)

On peut s'étonner que M. le Docteur PETIT, (article DÉPÔTS, dict. des sciences médicales, page 456) veuille précisément se servir de ce paragraphe pour en inférer contre M. GASTELLIER lui-même, la non présence du lait dans les dépôts laiteux.

Voici comme argumente M. PETIT : « *Il n'est pas moins vrai, d'après le passage de M.* ALIBERT, *qu'il faut que M.* GASTELLIER *renonce aux dépôts laiteux ; le lait n'y est déjà plus, il ne reste que la partie* caséeuse. » (Art. cité, page 456 (1). Eh pourquoi donc terminer par une proposition inadmissible ? car s'il était possible qu'on démontrât l'existence du caséum dans les dépôts de cette espèce, ne faudrait-il

---

(1) M. le Docteur GASTELLIER a fait un *traité des maladies aiguës des femmes en couches*, qui mérite, sans doute, d'être honorablement cité, toutefois malgré un peu trop de prévention en faveur des métastases laiteuses ; mais du moins, lorsque cet auteur s'appuie ainsi, dans cette circonstance, de l'opinion de M. le Docteur ALIBERT, ne doit-il pas être contredit par un faux raisonnement.

pas admettre nécessairement que du véritable lait y aurait existé?

M. le Docteur Petit objecte d'une autre part: « *Que pour que le lait en nature pût pro-duire toutes les maladies qu'on lui attribue, il faudrait qu'existant tout formé dans les seins, il fût tout-à-coup répercuté par une cause quelconque, physique ou morale, et que l'affaissement subit des seins fût le premier phénomène observable avant le développement de la maladie* (Article cité, page 459). » Et si c'est précisément ce que nous avons reconnu dans le sujet de notre observation, M. Petit, en nous faisant l'honneur de nous croire, s'oblige donc à concéder l'existence d'un genre d'affec-tion qui, pour être rare, n'en est pas moins hors de toute espèce de doute.

Nous avouerons qu'en n'admettant pas la présence du lait dans les mamelles, nous ne concevrions pas la déviation du lait, à moins qu'on ne supposât gratuitement qu'il ne se for-mât partout ailleurs.

Un Médecin vient de produire une pareille idée, en prétendant que le lait se forme primitivement vers la région épigastrique; si ce n'est pas une chimère, qu'il nous en montre donc l'organe.

Nous observerons que nous avons d'autant plus lieu d'être étonnés de l'opposition itérative de M. le Docteur PETIT, qu'en reconnaissant un caractère *sui generis* aux maladies qui succèdent à la suppression du lait, il dit positivement que, dans le cas de fluide épanché ou excrété, celui-ci a un tel rapport avec le lait lui-même, que l'analyse le plus soigneusement faite, y a quelquefois démontré plusieurs des principes constituans de cette humeur (Article cité, page 460).

La réputation du docteur RULLIER, auteur de l'excellent article *Inhalation* du dictionnaire des sciences médicales, nous impose aussi l'obligation de transmettre son jugement sur une doctrine qui, selon lui, devient si décisive sous le rapport étiologique des maladies, et qui entraîne, d'ailleurs, des conséquences pratiques si graves dans leur traitement.

Tout en admettant l'absorption des humeurs, particulièrement celle du lait et du sperme,

M. Rullier, ne généralise-t-il pas trop en avan-
çant, d'après ses propres recherches anatomiques, « *que jamais les vaisseaux absorbans
du foie, de la vessie, de la mamelle, qui
sont si faciles à trouver, ne contiennent autre chose, durant la vie, qu'une lymphe
tout-à-fait ordinaire ?* » (Art. cité, page 89).

Pour avoir ainsi observé, M. Rullier peut-
il bien en tirer la conséquence rigoureuse, que
les absorbans ne peuvent jamais transmettre un
fluide autre que celui qui leur est habituel?
comme si l'on pouvait raisonnablement se refuser à l'évidence attestée de la transmission des
différentes humeurs par ce système.

Le principe que voudrait établir M. Rullier
est trop contraire à l'opinion elle-même de l'immortel Bichat, pour qu'on y accède. La preuve
en est, notamment, dans cette citation : « *Les
altérations de sensibilité organique des absorbans peuvent diminuer, augmenter ou
modifier diversement cette propriété ; cessons
de nous étonner, d'après cela, de l'extrême
variété des absorptions* » (Système absorbant,
page 625).

Pour que cette citation soit mieux comprise

encore, nous y ajouterons cet autre paragraphe, du même auteur : « *Je crois qu'on ne pourra jamais dire comment un orifice absorbant étant plongé dans un liquide, en prend, en saisit les molécules, et le fait monter dans son tube. Mais ce qui est incontestable dans l'absorption, c'est que les vaisseaux doivent cette faculté aux forces vitales qu'ils ont en partage; que c'est uniquement le rapport existant entre le mode particulier de sensibilité organique dont ils sont doués, et les fluides avec lesquels ils sont en contact, qui est la cause immédiate du phénomène* » (Article cité, page 611).

Nous pourrions citer aussi, en faveur de ces différentes absorptions, le témoignage de ces Anatomistes célèbres qui ont vu diverses humeurs dans les vaisseaux lymphatiques (1).

---

(1) MASCAGNY a trouvé de la graisse dans les vaisseaux lymphatiques qui reviennent du pannicule charnu. (*Anat. et iconog. vasorum absorb*). — SŒMMERING (*de morb. absorb.*) a vu du lait dans les vaisseaux lymphatiques qui vont de la mamelle aux glandes axillaires. — ASSALINY. (*Essai médical sur les vaisseaux lymphatiques*).—SAUNDERS. (*Treatise on The lever*, Lond. 1793). — CRUIKSHANCK. (*Traité des vaisseaux absorbans*). — SŒMMERING, (*Ouvrage cité*). — M. le BARON DES

M. RULLIER ne réfute pas d'une manière plus heureuse la présence du lait dans les organes les plus éloignés du foyer de sa sécrétion, et dans les produits de plusieurs humeurs de formation secondaire, comme les crachats, les vomisse-mens, en affirmant que la plupart des observations de ce genre ne sont fondées que sur de fausses analogies, et qu'on ne peut admettre la résorption des produits d'une action qui n'a pas lieu. (*Lieu cité*, page 90).

Quand on oppose à M. RULLIER de pareilles objections que nous venons encore appuyer de preuves aussi évidentes que celles que nous exposons, pourrait-il ne pas revenir de ses présomptions ?

Dans le cas de notre observation, par exemple, M. RULLIER n'aurait point à nous objecter que la métastase d'humeurs ne pouvait se faire, parce que la sécrétion devait être arrêtée. Mais pour

---

GENETTES (*du systéme des vaisseaux absorbans*, *ancien jour-nal de médecine*, 1790); assurent tous avoir trouvé de la bile en nature dans les vaisseaux absorbans qui partent du foie, de la vésicule biliaire et de la région duodénale du conduit intestinal. M. DES GENETTES, particulièrement, a vu de l'urine dans les vaisseaux lymphatiques du rein.

tarir la source du lait, cette suppression prive-
t-elle les mamelles de celui qu'elles contiennent
déjà ? Il faut bien alors que la résorption s'en
opère, jusqu'à ce que la sécrétion se rétablisse
pour être peut-être bien encore intervertie:
nouvelle cause de métastase. Madame M.***
en est ici la preuve.

Le Docteur RULLIER, pour faire naître de
nouvelles difficultés, ajoute qu'on ne peut admettre que le fluide résorbé ne soit pas complettement dénaturé, en passant ou en séjour-
nant dans les nouveaux organes ou émonctoires
(article cité, page 90).

Si l'humeur résorbée devait effectivement passer par la filière de la circulation du sang, comme
le pense le Docteur RULLIER, il aurait peut être
raison, ainsi que semblent le prouver les belles
expériences de M. le Professeur DUPUYTRIN, relativement à la décomposition complette et ins-
tantanée de la bile, aussitôt qu'elle a été unie
au sang d'un cheval vivant par l'injection dans
la veine; mais ici la non décomposition s'explique trop bien par la simple transmission des
lymphatiques pour qu'on ne la conçoive pas plus
naturellement.

Il ne faudrait conséquemment pas que M. Rullier se prévalût trop des expériences de M. le Professeur Dupuytrin, pour faire valoir son opinion, puisque ces expériences mêmes tendraient à prouver au contraire, que le fluide résorbé passerait par toute autre voie que celle du système sanguin, pour arriver, sans mélange, à sa destination pathologique.

Comment, en effet, les élémens de l'humeur résorbée se reconstitueraient-ils, après avoir éprouvé une pareille fonte ou désagrégation? Quoi! supposer une nouvelle élaboration, c'est bien multiplier les difficultés, lorsque la nature use toujours des moyens les plus simples.

D'ailleurs les vivisections sont-elles bien propres à nous éclairer convenablement? Cette espèce de torture révolte pour ainsi dire trop les organes pour qu'elle soit aussi favorable à nos recherches. Et l'on est souvent autorisé à dire que leurs oracles sont moins sûrs que ceux tirés de la physiologie pathologique dont l'étude nouvelle devient, chaque jour, si féconde en résultats.

Pour établir la présence du lait hors de ses

voies naturelles, il ne faudrait cependant pas rigoureusement exiger aussi que tous ses principes constituans s'y rencontrassent, précisément tels qu'ils sont sécrétés dans les mamelles.

La raison veut qu'on suppose, bien entendu, le genre d'altération que cette espèce d'humeur doit éprouver suivant le système où elle séjourne ou bien qu'elle parcourt accidentellement.

Voici, à ce sujet, l'opinion de M. le Professeur FODÉRÉ; elle est transcrite d'une lettre qu'il a daigné nous adresser: « *Il me sera agréable d'apprendre le résultat de l'analyse de cette matière blanche rendue par votre malade. Il faut, sans doute, que l'huile ou créme, la partie caséeuse, le sérum et le sucre de lait s'y trouvent pour former un véritable lait, concurremment avec la présence des phosphates et muriates de soude et d'ammoniaque, ainsi que cela s'est vu dans la matière analysée dont il est question dans le journal de médecine de M.* SEDILLOT. (C'est d'une urine laiteuse analysée par M. CABALE, dont M. FODÉRÉ veut, ici, parler). *Cependant quand quelques-uns de ces principes ne s'y rencontreraient pas, ce qu'on pourrait expliquer par*

la possibilité de la décomposition, cela ne
voudrait pas dire que le lait jouirait de la
propriété unique dans l'économie animale,
d'être soustrait au domaine si actif et si général du système de l'absorption, et je crois,
comme vous, que la difficulté de se rendre
compte de certains phénomènes n'en exclut
pas la possibilité. »

L'opinion de feu M. de MONTÉGRE vient corroborer, en quelque sorte, celle de M. le Professeur FODÉRÉ : « Lorsque les forces de la vie,
dit M. de MONTÉGRE, se trouvent exaltées
dans quelques organes, les humeurs s'y portent avec une force proportionnée à celle
de la fluxion : ubi stimulus, ibi affluxus.
Leur composition intime n'a pas besoin d'être
changée ; seulement elles reçoivent dans chaque partie un caractère particulier par l'addition de la substance qui est propre aux
sécrétions de l'organe vers lequel elles se
portent. Ainsi l'humeur séreuse des hydropiques se portant à la peau, sera chargée
d'une petite quantité d'acide acétique et du
principe aromatique qui caractérisent ordinairement la sueur ; si elle est évacuée par
les reins, on y retrouvera l'urée et l'acide

urique; si les intestins sont chargés de l'ex-
crétion, l'humeur sera mêlée au mucus qui
lubrifie continuellement leur surface interne.
De cette façon, comme on le voit, la même
humeur peut offrir des caractères divers, sui-
vant qu'elle est divisée sur tel ou tel organe. »
(Article cité, page 109).

Nous aimions à penser que l'auteur distingué
de l'article *Maladies laiteuses*, du dictionnaire
des sciences médicales, au lieu d'établir des
règles fixes, du moins trop générales sur la
manière dont s'opèrent les métastases humorales, se renfermerait dans les bornes du doute;
mais non, M. le Docteur GUERSENT, dans un
arrêt que l'autorité même du dictionnaire ne
rend pas irrévocable, décide « *que le lait ré-*
percuté, refoulé des mamelles, ne peut pas
plus s'épancher dans l'intérieur de l'orga-
nisme, que sa présence ne peut être recon-
nue dans les évacuations naturelles, à moins
d'embrasser une théorie, maintenant relé-
guée chez les commères. » (MALADIES LAI-
TEUSES, T. 30, page 283).

Comme la vérité seule, ici, a le droit de nous
intéresser, nous nous reposons plus volontiers

sur l'assertion de Médecins illustres, de praticiens dignes de foi, dont nous corroborons le témoignage, en présentant un des plus beaux faits qui aient paru jusqu'aujourd'hui, sans que nous ayons plus à rougir de l'avouer que M. le Docteur GUERSENT.

Eh quoi! faut-il servilement se traîner dans le sentier battu, pour échapper au ridicule que la malignité voudrait faire réjaillir sur celui qui émet une opinion qui n'est pas ordinaire, quelque bonne qu'elle soit? Qui ne sait pas s'affranchir d'une crainte aussi puérile, s'élève rarement à une certaine hauteur. Son style peut être plein de grace, il peut écrire avec une prodigieuse facilité, sans que ses écrits sortent pour cela d'une certaine médiocrité.

Qui donc a suggéré à M. GUERSENT cette loi qu'il nous impose : « *que les humeurs sécrétées naturellement et par des organes distincts ne sont jamais déplacées en masse, et accumulées hors des organes qui les sécrétent, tandis que les humeurs morbides, le pus et le sérum, par exemple, ont la faculté d'être quelquefois transportées en masse, d'une extrémité dans une des cavités, ou d'une cavité*

dans l'autre, comme du thorax dans l'abdo-
men, sans changer de caractère et de nature,
et sans se mélanger avec les autres humeurs. »
(Article cité, page 283).

Que le principe soit généralement vrai, serait-
ce bien le cas de dire, ici même, que l'exception affirme la règle? Il n'y a de principes positivement vrais, que ceux qui ne se démentent
jamais, sur l'invariabilité desquels on peut toujours compter; et malheureusement pour M. le
Docteur GUERSENT, le fait seul que nous pro-
duisons infirme la règle qu'il établit.

Dans tous les cas, en admettant la métastase
de pus, comme il le fait dans sa seconde proposition, M. GUERSENT ne se mettrait pas moins
évidemment en opposition avec la classe des
Médecins, qui ne croyent pas plus possible d'admettre la métastase de pus, qu'ils ne veulent
reconnaître la métastase de lait, autre genre de
contradictions entre des hommes également éclairés; tant il est difficile de démêler la vérité, quand
on s'abandonne au vague des opinions qui ne
reposent pas sur la véritable physiologie pathologique, bien plus variée dans ses phénomènes, que
cette physiologie, qu'avant l'immortel BICHAT,

on ne voulait rapporter qu'à l'homme jouissant de l'intégrité de ses fonctions. Jusqu'alors, on a trop fait dépendre l'explication des phénomènes morbifiques, des phénomènes réguliers de la santé. Et parce que tout marche d'après un ordre réglé dans l'état ordinaire de celle-ci, fallait-il lui assimiler, comme une conséquence rigoureuse, ces cas imprévus, si divers, qui sont le produit de son altération maládive?

Et pourquoi donc les vaisseaux absorbans qui, selon M. GUERSENT, auraient la faculté de charrier le pus, de le rassembler en masse ou de le rejeter par tous les émonctoires naturels, n'en feraient-ils pas de même du lait dévié de son organe naturel? Ce dernier fluide ainsi que ceux sécrétés par des organes particuliers, ne seraient-ils exclusivement destinés qu'à être refoulés dans le torrent de la circulation générale pour imprégner seulement la transpiration?

La nature médicatrice n'aurait-elle précisément que cette voie d'émission, à l'exclusion de tous les autres émonctoires, qu'elle donnerait libéralement, pour décharge, aux seules matières morbides?

Il nous semble que l'exclusion donnée à l'un

aux dépens de l'autre, n'est pas, ici, d'un sévère raisonnement.

Le principe peut être vrai en général, mais
il est faux en particulier.

La disposition des systêmes et des appareils
organiques, les propriétés vitales qu'ils régissent,
ne s'opposent nullement à l'extension de la règle
que M. GUERSENT n'applique qu'à une classe
d'humeurs, les humeurs morbides.

Gardons-nous, il nous semble, de ces généra-
lisations tronquées, que de nouveaux faits mieux
observés détruisent chaque jour, ou, du moins,
qu'on nous donne une explication satisfaisante.

A quoi se réduisent donc aujourd'hui toutes
les subtilités physiologiques et pathologiques, à
l'esprit de ceux qui suivent les traces lumineuses
de l'immortel BICHAT?

Mais revenons précisément à notre objet : M.
le Docteur GUERSENT n'aurait-il pas trop comp-
té, aussi, sur l'impossibilité qu'il présume de
vérifier la présence du lait hors des mamelles,
comme il le dit ici: « *Personne n'a démontré
d'une manière positive et par l'analyse chi-
-mique, la présence d'une certaine collection*

laiteuse ailleurs que dans les mamelles. » (Art.
cité, page 283).

M. GUERSENT persiste dans l'opinion, que le
lait ne peut être déplacé en masse après même
l'accouchement terminé, en posant en fait, (DES
MALADIES IMPROPREMENT LAITEUSES QUI SE MANI-
FESTENT TOUJOURS APRÈS LA LACTATION OU L'AC-
COUCHEMENT), « *qu'il est impossible, alors que la
sécrétion ayant cessé complettement, d'attribuer la cause des maladies qui peuvent survenir à la présence du lait, puisqu'il n'y en a
pas.* » (Article cité, page 287).

Si M. le Docteur GUERSENT voulait en tirer
une conséquence contraire à notre observation,
il serait facile de lui objecter que des faits avérés prouvent d'une manière incontestable, que
la sécrétion du lait peut être, même indépendante de la grossesse et de l'accouchement, lorsqu'il est prouvé qu'un mode particulier d'excitation, étranger aux deux états dont nous parlons, peut provoquer la sécrétion de l'organe
des mamelles. Et encore dans ce qui nous est
propre, doit-on tenir compte, comme dans ceux
qui lui sont analogues, de l'origine de la maladie qui a été manifestement une suppression de

lait, cause qui a bien pu perpétuer ses effets avec intermittence, et transmettre aux mamelles une disposition tout-à-fait particulière à sécréter cette humeur.

Il est notoire que le sujet de notre observation, d'une constitution éminemment utérine, a constamment donné, après ses couches, une quantité extraordinaire de lait, ce qui rendrait sa métastase laiteuse d'autant plus réelle.

Au résultat, M. GUERSENT, reconnaît évidemment les métastases laiteuses qu'il distingue en essentielle et en consécutive. Il admet leurs conséquences fâcheuses, comme cause ou effet de maladie, sans attribuer au lait les altérations que l'on peut trouver à la suite de ces métastases, puisque, selon lui, le lait ne peut jamais se rencontrer en nature et en masse dans l'intérieur de l'organisme. (Article cité, page 278).

Dans cette hypothèse, nous avouerions que ce serait singulièrement détourner la véritable acception du mot métastase, qu'on ne pourrait rigoureusement rapporter ici qu'à une simple fluxion des solides, l'humeur laiteuse n'y étant quelque chose que par pure présomption, rien n'en ayant démontré l'existence.

Pour admettre la présence du lait en masse dans nos tissus, bien que sa fusion se fasse le plus ordinairement dans tout l'organisme, nous ne prétendons cependant pas lui attribuer précisément une action différente de celle qui appartient aux autres humeurs susceptibles de devenir une cause d'irritation. Nous n'avons jamais pensé qu'il pût agir à la manière d'un virus particulier, ni qu'on pût lui attribuer toutes les affections chroniques et aiguës que surviennent à la suite des couches.

L'obligation imposée à tout médecin d'être vrai, de ne pas plus user de flatterie obséquieuse, que d'éloignement passionné, en se faisant d'ailleurs un scrupule de ne jamais interpréter les autres différemment qu'ils ne pensent, nous force à revenir sur le paragraphe de la lettre qui nous a été adressée par M. le Professeur FODÉRÉ, pour rapporter fidèlement ses dernières opinions sur les métastases laiteuses. (2.ᵉ ET DERNIER ARTICLE SUR LES SUITES DE COUCHE LES PLUS GRAVES ET LES MALADIES LAITEUSES. *Journal complémentaire du Dictionnaire des sciences médicales*, tome 3, page 26.)

Nous l'avouons ingénûment, nous nous étions

flattés trop tôt , en consignant l'opinion du savant professeur, qui nous avait paru admettre que le lait, une fois formé dans les mamelles, pouvait être résorbé en nature pour s'épancher dans nos tissus, ou être rejeté avec la matière des excrétions, faculté seule qu'il attribue maintenant dans son mémoire, à certaines humeurs blanches, élémens constituans du lait qui, empêchées de *remonter* vers les mamelles, deviendraient elles-mêmes la matière de cette espèce de déviation.

Comme s'il était possible de reconnaître dans cette humeur, gratuitement supposée, un véritable liquide laiteux, du lait proprement dit.

Quelque réserve que nous dussions employer, c'est avec peine que nous voyons substituer des conjectures hasardées à l'exposition simple de phénomènes que l'on peut facilement expliquer.

Qu'est-ce donc qu'une humeur blanche qui contient les élémens constituans du lait, sans en signaler nullement la présence, humeur qui *remonte* pour s'élaborer dans les mamelles...?

Ce mode uniforme établi pour toutes les sé-

crétions, qui fait que toute humeur sécrétée
provient immédiatement du sang dans chaque
organe élaborateur, serait-il renversé par un
systême qu'on y substituerait avec moins de fondement? Opposerait-on à l'immortel BICHAT,
et à l'illustre CHAUSSIER, les rêves de M. GE-
RARD, de Nîmes, qui place, vers la région épigastrique, le siège de la première sécrétion du
lait?

La résorption du lait dans les mamelles serait-elle moins vraisemblable que celle de ces
humeurs prétendues blanches, susceptibles elles-
mêmes d'être déviées, lorsque le lait serait étranger à la déviation en masse?

D'après M. FODÉRÉ, ce dernier genre de déviation ne serait donc applicable qu'à l'espèce
d'humeur qu'il crée assez imaginairement.

« L'état nerveux ou le spasme abdominal
de l'accouchée, dit M. FODÉRÉ, intervertissant
l'ordre des fonctions, il ne se fera ni montée
des humeurs blanches, ni absorption, ni excrétion, et ces humeurs pourront être portées
par des mouvemens fluxionnaires morbides,
ou vers des sacs sans ouverture, dans lesquels

il se fera un épanchement, ou dans le tissu même des chairs où il se formera une concrétion qui provoque, tôt ou tard, une inflammation ou un abcès. » (Art. cité, page 25).

Après l'aveu d'une pareille doctrine, on aura sans doute lieu d'être étonné que M. FODÉRÉ n'ait pas plus naturellement admis la métastase laiteuse des mamelles, que celle qu'il suppose assez gratuitement. Cette substitution, qui est malheureuse, confirme, du moins, la théorie des métastases humorales, telle que notre observation nous la fait concevoir.

Notre vénération est grande pour M. le professeur FODÉRÉ; car combien n'avons-nous pas de fois admiré sa philantropie; mais ses explications physiologico-pathologiques sont-elles toujours puisées à la source de BORDEU et de BICHAT?

Nous trouverons encore la preuve de ce que nous avançons dans la définition que M. FODÉRÉ donne de la fièvre puerpérale, dont nous serons obligés de parler, parce qu'elle se rattache, en quelque sorte, aux métastases.

M. FODÉRÉ la définit : « *un état éminemment*

nerveux, un spasme abdominal, durant lequel les fonctions sont interverties, et les phénomènes secondaires à l'accouchement (l'ascension des humeurs blanches vers les mamelles, et l'écoulement des lochies), n'ont pas lieu ou se font mal. » JOURNAL COMPLÉMENTAIRE DES SCIENCES MÉDICALES (Article cité, page 14).

L'enchaînement des principes en matière de physiologie et de pathologie, est tel aujourd'hui, qu'un esprit exact, bien imbu de leur importance, ne peut absolument admettre les explications dont le vague et l'incohérence lui seraient bien démontrés. Ce n'est plus de nos jours que l'intelligence peut se contenter de conceptions purement hypothétiques; la raison accoutumée aux progrès des lumières, se refuse, désormais, à admettre ce qui n'est pas d'une démonstration rigoureuse.

C'est ainsi que la médecine actuelle formée sur les raisonnemens qu'elle emprunte aux sciences exactes, s'affranchit, de plus en plus, d'un faux jargon dont l'éclat ne fut jamais que spécieux.

Grâces soient rendues à BICHAT! par lui, du moins, le langage de la médecine est-il intelligible, conséquemment plus simple.

Tout persuadés que nous sommes des métastases, nous savons nous arrêter aux bornes que
prescrit le temps où nous vivons.

On ne supposera conséquemment pas que
nous puissions méconnaître l'impulsion d'abord
donnée par les solides, bien que les humeurs
puissent devenir, elles-mêmes, cause primitive
par l'effet de leur décomposition ou de leur séjour prolongé dans un systême qui leur est étranger. Eh! qu'auraient donc de si étrange ces sortes
de déviations, lorsqu'on ne peut établir aucun
doute sur celle du phosphate de chaux, du sérum des hydropiques et même des menstrues.

Comme nous craindrions qu'on nous inter-
prétât mal, nous conviendrons que tout en admettant des épanchemens laiteux, nous sommes
cependant loin de les voir aussi multipliés que
des praticiens l'ont assuré.

Nous pensons qu'on nous rendra assez de justice pour croire que nous n'avons pu nous méprendre au point de confondre l'albumine déposée par suite des irritations nerveuses, avec un
fluide véritablement laiteux et dans les circonstances favorables à l'opinion que nous profes-
sons.

Quelque analogie qu'il y ait souvent, en apparence, entre les humeurs blanches d'albumine ou de lait, bien entendu qu'un vrai Médecin s'éclaira, avant d'en décider, de la situation précise du malade et de l'analyse chimique surtout.

Nous assurons qu'il ne s'est opéré aucune espèce de manège ou de supercherie capables d'altérer la vérité des faits que nous allons exposer. L'objet est sans doute trop important par lui-même, pour que nous n'ayons pas redoublé de zèle et de précautions afin de n'être pas induits en erreur.

Nous aurons également à rapporter une observation de métastase de pus; mais comme le fait est nécessairement séparé de celui de l'exemple de métastase laiteuse que nous allons immédiatement donner, nous le renvoyons au quatrième article de notre Mémoire, dans lequel nous exposerons, à l'appui de nos observations, les exemples les plus avérés des métastases humorales.

DEUXIÈME ARTICLE.

OBSERVATION.

Madame M.***, âgée de 34 ans, veuve d'un directeur des hôpitaux militaires, replète, d'une sensibilité exquise, d'un tempérament éminemment utérin, venait d'accoucher de son onzième enfant, qu'elle n'avait pu conserver ainsi que les autres, lorsque, trois jours après ses couches, le 8 décembre 1814, une forte frayeur fit disparaître tout-à-coup le lait qui remplissait abondamment ses seins. Cet accident qui entraîne si souvent des suites fâcheuses, quand il se complique, comme chez cette dame, de la suppression des lochies, détermina de suite, et durant environ dix-huit mois, un mal-être manifeste, qui s'accompagna d'irrégularités dans la menstruation, de faiblesse et de douleurs vives dans les membres du côté gauche, auxquelles succéda le gonflement profond et circulaire de la partie inférieure de l'avant-bras et de la jambe du même côté.

3

Cet engorgement de nature lymphatique avait acquis un tel degré de dureté, et s'accompagnait de si vives douleurs périodiques, que les Médecins qui furent appelés, sans s'éclairer davantage sur la véritable nature du mal, jugèrent que ce genre d'affection pouvait dépendre de la syphilis. L'inconduite du premier mari de cette dame avait fortifié cette idée. En conséquence, toute la cohorte des antisyphilitiques fut malheureusement employée.

Quatre mois suivis de ce traitement, loin de dissiper le mal, l'accrut à un tel point, que lorsque nous fûmes appelés, la maladie était presque désespérée. L'épuisement était à son comble ; les douleurs, qui accompagnaient l'engorgement, parurent intolérables. Mais, chose remarquable, ce qui doit précisément nous occuper, c'est qu'après un mois de ce traitement, les seins se gonflèrent par intervalles et sécrétèrent du véritable lait. C'était la première fois que cela paraissait depuis ses couches.

Cette circonstance n'eût-elle pas dû donner à penser ?

Ce gonflement des mamelles qui durait peu et qui a toujours eu lieu depuis, à différentes

époques, disparaissait aussitôt qu'un point d'irritation paraissait s'être fixé plus ou moins de
temps sur l'estomac ou sur l'utérus qui reje-
taient, l'un ou l'autre, un fluide lactiforme, de
saveur absolument laiteuse quoiqu'un peu ascescente.

Cette dame reste persuadée que cette humeur
était du véritable lait.

Le récit de cet accident, qui ne nous fut fait
qu'après ce que nous en vîmes nous-mêmes, dut
nécessairement fixer notre attention: nous venions précisément de lire l'article *Déviation*, du
dictionnaire des sciences médicales. Nous nous
promîmes alors de ne rien négliger pour nous
assurer d'un fait aussi remarquable, et afin de
prévenir toute équivoque, nous défendîmes expressément à la malade l'usage du lait; nous
lui en fîmes même redouter les effets. Cette obligation ne lui fut pas pénible, car elle ne l'aimait pas plus qu'elle ne le digérait.

Il est à noter que la malade nous avait dit
que l'humeur blanche qu'elle rejetait, tachait son
linge et le plancher comme si c'eût été du lait
gras, en ajoutant que le plancher en restait taché une semaine malgré le lavage à l'eau chaude.

Cette circonstance se rapporte bien à ce que le Docteur GARDIEN dit du caractère des lochies, nommées vulgairement laiteuses : « *Elles ont, dans l'ordre naturel, une couleur blanchâtre, une odeur de lymphe, et tachent le linge à-peu-près comme on le voit dans ceux qui recouvrent les seins des accouchées lorsque le lait coule en abondance* (1). » (TRAITÉ DES MALADIES DES FEMMES , T. 3, page 290).

Empressés de vérifier le fait dont nous venons de parler, nous recommandâmes bien à la malade de nous faire appeler aussitôt qu'elle éprouverait quelques signes précurseurs de l'évacuation.

---

(1) Serait-ce donc la lymphe proprement dite, susceptible de se convertir en lait dans les mamelles, qui se dévierait par l'utérus, ainsi que le pense le Docteur GARDIEN? Nous craignons bien que cette opinion ne soit purement gratuite, lorsqu'il nous est si difficile d'obtenir la plus petite quantité de lymphe des vaisseaux lymphatiques pour en faire l'analyse, analyse encore si incomplette jusqu'aujourd'hui.

La lymphe obtenue qui a été analysée, n'est d'ailleurs ni grasse, ni blanche comme du lait, présomption favorable à cette troisième espèce de lochies qu'on devrait bien analyser.

Cette espèce de déviation serait-elle plus extraordinaire que celle du lait par les autres émonctoires? Et l'on peut se refuser à penser que l'odeur aigre des sueurs, l'hypotase blanchâtre et filandreuse des urines, les dévoiemens avec des caillots blanchâtres, puissent être le produit de la lymphe elle-même, M. GARDIEN admettant lui-même l'existence de ces faits qu'il rapporte.

Ces signes étaient des angoisses insupportables, suivies de vomissemens pénibles ; et si c'était vers l'utérus que se passait le travail fluxionnaire ; les angoisses s'accompagnaient alors d'embarras vers cette région, de douleurs et d'engourdissemens du côté des aines.

Nous arrivâmes un jour pour être témoins de ce que la malade venait de rendre par le vagin. Nous vîmes, en effet, le plancher tout récemment taché d'une matière blanche, semblable à de la petite crême. Un léger suintement avait encore lieu, mais nous ne pûmes en recueillir que quelques gouttes pour nous assurer de son caractère crémeux, du moins en apparence. Ce dernier phénomène s'est répété deux fois, sans pouvoir nous procurer la matière rejetée. Nous avons été plus heureux pour les vomissemens ; nous en avons deux fois obtenu le produit. Il fut, à la vérité, recueilli la première fois hors de notre présence. La malade était à jeun, il était six heures du matin. Nous observons qu'elle n'avait pas pris un atôme de lait, ainsi que nous le lui avions si expressément recommandé.

Nous donnerons l'analyse de la matière vomie.

La dernière fois, nous arrivâmes à temps : à des angoisses, à un spasme manifeste de l'estomac, succéda un vomissement de 130 grammes d'une matière plus consistante que la première, blanche, sans mélange d'alimens ; il était neuf heures du matin ; le mal-être qui avait suivi une mauvaise nuit, l'avait empêchée de déjeûner.

Forcée, malgré sa situation, de se rendre de bonne heure chez le procureur du Roi, elle en avait déjà rejeté chez lui une plus grande quantité.

Nous nous empressâmes, ces deux fois, d'en soumettre l'analyse à M. le Professeur SÉRULAS, Pharmacien en chef de l'hôpital militaire d'instruction de Metz. Nous en donnerons le résultat.

Pour donner plus de crédit à un fait d'un intérêt si majeur, sujet aujourd'hui de contestations, nous désirions en rendre témoins quelques-uns de nos dignes confrères ; mais la cessation de ce phénomène, par l'équilibre qu'avait ramené la nouvelle grossesse de cette dame, parvenue alors à son cinquième mois, a borné cet objet à notre simple exposition. On ne pourrait, certes, la récuser, sans nous faire l'injure de nous croire de mauvaise foi ou imaginairement prévenus. Si l'on ne nous rendait pas justice, nous aurions à regretter qu'on se refusât à admettre un de ces beaux faits qui tendent à éclairer un point de doctrine aussi important.

Après avoir reconnu la déplorable situation de cette dame, on ne sera pas étonné que nous ayions changé le traitement de nos prédécesseurs.

De vives douleurs, des spasmes violens qui se répétaient avec une fréquence alarmante, une débilité aussi grande que l'émaciation, devenait affligeante, nous ont conduits à faire des toniques et des narcotiques, la base de son traitement, en éloignant, toutefois, l'usage des dérivatifs, pour ne pas trop pervertir un genre de fluxion qu'une curiosité, en quelque sorte louable, nous engageait à maintenir pour l'intérêt de la science.

L'état éminemment nerveux de cette dame, nous avait obligés d'essayer l'usage du musc et du sirop de succin, dont elle s'est très-bien trouvée.

Pour ne rien omettre de l'état idiosyncrasique de la malade, nous devons ajouter que malgré son dépérissement, la maigreur et la flaccidité de ses membres, elle n'en était pas moins en proie à des désirs violens, auxquels elle se serait volontiers livrée, si la raison, aidée de nos conseils, n'était venue à son secours.

Un état décidément hystérique alimentait une imagination facile à s'enflammer. Cet état rendant tour-à-tour l'utérus et l'estomac le siège de l'irritation, pourrait fort bien faire concevoir l'espèce de déviation qui s'opérait, quand, au préalable, dans un intervalle de rémission ou de calme, les seins s'étaient gorgés de lait.

Malgré une amélioration sensible, cette dame n'en conserve pas moins, en partie, le gonflement de l'avant-bras et de la jambe. Cet engorgement, qui s'accroît et diminue de temps à autre, s'accompagne souvent d'assez vives douleurs, qui résistent maintenant à toutes les applications possibles.

Les topiques narcotiques sont loin de produire ce qu'on devrait naturellement en attendre. L'eau froide qui, long-temps, les avait calmées comme par enchantement, a malheureusement usé ses effets. Les émolliens tuméfient sans soulager. Les astringens contre-indiqués, d'ailleurs, par la douleur, ne pourraient être employés sans laisser encourir les risques d'une métaptose peut-être bien funeste. En conséquence, le mieux étant quelquefois l'ennemi du bien, nous avons cru prudent de laisser agir la nature, qui a déjà fait beaucoup pour cette dame.

Tout s'était singulièrement amélioré, lorsqu'une nouvelle série d'accidens moins graves, à la vérité, que les premiers, vinrent fixer, de nouveau, notre attention.

L'ordre qui semblait s'être établi dans les fonctions de madame M.***, par l'effet même d'une nouvelle grossesse, qui venait couronner nos succès, a été ensuite interverti jusqu'au terme de neuf mois, époque de son accouchement, par de nouvelles évacuations qui confirment, de plus en plus, l'existence des métastases laiteuses.

Il y avait déjà long-temps que nous ne l'avions visitée, lorsqu'elle nous apprit qu'elle venait de rendre, pendant quatre jours, des urines blanches comme du lait, dont l'émission affaissait, chaque fois, ses seins qui s'étaient sensiblement gorgés de lait, quelques jours avant qu'elle n'urinât de cette manière.

Ce qui n'était encore jamais arrivé aussi sensiblement, le gonflement permanent de l'avant-bras s'était entièrement dissipé depuis cet accident.

Nous pensâmes qu'une fois cette déviation opérée par cette voie, nous pourrions observer le retour du même accident. Les urines encore légèrement blanches devaient nous le faire présumer. Nous avions engagé MM. WILLAUME, Chirurgien en chef à l'hôpital militaire d'instruction de Metz, RAMPON et MOIZIN, Professeurs à la même école, à s'assurer, par eux-mêmes, de l'état de la malade.

En effet, ainsi que nous l'avions pensé, les mamelles qui s'étaient affaissées depuis l'accident, se gorgèrent de nouveau, et la malade rendit des urines aussi blanches que celles qu'elle avait évacuées quelques jours auparavant. Elle n'en rendit alors que 192 grammes dans toute une matinée, du moins les urines qui furent rendues ensuite n'étaient-elles pas assez chargées, pour qu'elles pussent être soumises à l'analyse. Les 192 grammes, après avoir été soigneusement recueillis, ont été renfermés dans une bouteille que nous remîmes, nous-mêmes, à

M. le Pharmacien en chef Sérulas, pour en faire l'analyse, analyse que nous réunirons, à toutes celles qui ont été faites, dans la division de notre travail consacré à cet objet.

Cette évacuation ne se borna pas aux urines; cette dame rendit encore par le vagin, à la même époque, quelque temps après, par l'effet d'une autre alternative du gonflement des seins, une matière d'aspect entièrement laiteux, que nous prîmes le soin de recueillir autant qu'il nous fût possible. Nous en parlerons en son lieu.

Particulièrement intéressés à ne rien échapper de ce qui pouvait éclairer nos recherches, nous profitâmes de ce que la malade nous avait dit en présence de M. le Docteur Mousseaux, Médecin principal des armées, que l'écoulement n'était bien sensible que le matin avant son lever, pour engager plusieurs de nos confrères à s'y trouver. M. le Docteur Lallemant, actuellement Professeur à l'école de médecine de Montpellier, étant alors à Metz, y fut également appelé.

M. le Professeur Lallemant vit égouter le fluide qui, répandu sur les cuisses de la malade et sur une toile cirée noire, avait la plus grande ressemblance avec du lait d'une légère teinte bleuâtre. On le trouva semblable à celui que nous avions auparavant recueilli dans une petite fiole pour le faire analyser.

Cette dame ne s'était jamais plaint de flueurs blanches. L'écoulement, dont nous parlons, ne survenait qu'à de longs intervalles, encore ne succédait-il qu'à l'engorgement laiteux des mamelles qui s'affaissaient pendant toute la durée de cette espèce de flux, probablement de la nature de celui qui succède à la suppression du lait après l'accouchement. Nous entendons parler des lochies blanches, de ces lochies qui n'ont constamment lieu que lorsque la mère cesse d'allaiter, bien différentes de celles qui résultent du dégorgement de l'utérus ou de son inflammation.

Si, pour mettre définitivement un terme aux maux de cette dame, nous n'avions pas jugé convenable de lui faire nourrir son enfant, né parfaitement constitué, nous nous serions empressés de recueillir assez de lochies blanches pour chercher à y justifier probablement l'existence du lait en nature (1).

_____

(1) Quelque difficulté qu'il y ait à recueillir ce fluide lochial,

Quelque soit, enfin, l'état actuellement heureux de madame M.***, la santé parfaite de son
enfant, âgé de plus d'un an, elle ne vient pas
moins de nous produire un nouvel exemple de
déviation par les urines, malgré toutes les précautions que nous avions prises pour son sevrage.

Cette déviation s'est opérée dans les mêmes
circonstances. La quantité des urines, cette fois,
a du moins été assez abondante pour favoriser
nos recherches..

Nous allons, en conséquence, passer à l'analyse des différens fluides rejetés par la malade,
pour en tirer, ensuite, les conclusions que nous
devons naturellement admettre.

Puisse-t-on agréer notre observation avec
autant de confiance, que nous avons mis de
bonne foi à la rapporter, de persévérance à la
suivre !

---

nous sommes néanmoins étonnés qu'on n'ait point encore songé à
s'en procurer assez pour en faire l'analyse, puisque l'on pense
généralement que cette humeur contient les élémens du lait.
Nous avons le dessein de nous en occuper.

TROISIÈME ARTICLE.

ANALYSE des différentes humeurs rejetées par la malade.

QUELQUES CONSIDÉRATIONS PRÉLIMINAIRES.

Malgré tous les raisonnemens qui déposent en faveur de notre observation , nous n'eussions encore assez fait pour elle, si l'analyse chimique n'était venu fonder nos présomptions.

L'analyse du premier liquide est favorable sous le rapport, seul, des propriétés physiques, bien que le coagulum desséché et corné qu'on a obtenu, puisse également appartenir à l'albumine et à la partie caséeuse pure.

Les analyses du 2.e , du 3.e et du 5.e liquide, seront la confirmation de ce que nous avons avancé sur le fait de la métastase, en constatant l'existence d'un corps évidemment gras et du fromage proprement dit. Nous nous expliquons, nous disons fromage plutôt que partie caséeuse, parce que celle-ci, à l'état pur, peut fort bien être confondue avec l'albumine, par sa ressemblance avec cette dernière.

La cinquième analyse, en offrant nos recherches comparatives sur l'existence du sucre de lait, aura du moins prouvé que cette substance ne se trouve pas davantage dans un mélange de sucre de lait avec de l'urine, par l'effet de la décomposition qu'elle éprouve de la part de l'urée elle-même, ainsi que le confirment nos propres expériences.

Cette preuve, pour être négative, atteste, au moins, qu'on ne pourrait pas en arguer, contre nous, de la non existence de ce sel dans l'urine présumée laiteuse, analysée dans le dessein d'y trouver le sucre de lait, comme la condition *sine quâ non*.

Les différentes analyses que nous devons aux soins scrupuleux de M. le Professeur SÉRULAS, Pharmacien en chef à l'hôpital militaire d'ins-

truction, ainsi qu'à l'officieuse obligeance de
M. GUITON, Pharmacien aide-major à la même
école, tendront également à démontrer, par les
soins qu'elles ont exigés, pour ne pas tomber
dans l'erreur, combien peuvent laisser à douter
les analyses qui ont été faites jusqu'à présent
de l'humeur contenue dans le ventre des femmes
mortes de péritonites puerpérales.

(1) MM. DUPUYTRIN et GASC, en faisant ces
sortes d'analyses, ne s'étaient sans doute pas
appuyés de motifs suffisans pour affirmer, d'après
elles, qu'aucun principe du lait ne s'y trouvait, et ne pouvait conséquemment y être re-
cherché. Du moins M. le docteur DESSEREIN,
faute de preuves évidentes, doute-t-il, en désirant
des recherches plus positives (2).

_____

(1) *Dissertation sur la maladie des femmes à la suite des
couches, connue sous le nom de fièvre puerpérale, par le Docteur GASC*, 1802. L'analyse chimique faite par M. le Professeur
DUPUYTRIN, et rapportée par le Docteur GASC, de deux peintes
d'un liquide recueilli du ventre d'une femme morte de fièvre
puerpérale, pourrait-elle servir favorablement l'opinion de ces
Messieurs, lorsqu'elle nous laisse dans l'indécision de l'existence de la partie caséeuse ou de l'albumine, sans qu'on ait
cherché à recourir à des épreuves plus satisfaisantes ?

(2) *Nouvelles considérations sur la maladie des femmes à
la suite des couches, connue sous le nom de fièvre puerpérale, par le docteur* DESSEREIN, 1802, *page* 32.

L'analyse que M. le docteur DESSEREIN a faite de cinq

Dans leurs analyses, ces Messieurs ont-ils cherché à démontrer autre chose que la présence de l'albumine? Au milieu de ce mélange confus de diverses matières animales, se dépouillant d'une prévention qu'on n'ose pas toujours avouer, n'eussent-ils pas dû, les conditions étant favorables, rechercher la matière crémeuse et le sucre du lait, qui, probablement, n'aurait pas été décomposé, à moins que la putréfaction n'eût exercé, elle-même, la décomposition de ce sel?

Dans tous les cas, par l'impossibilité même de trouver cette dernière substance, ne devrait-on encore rien affirmer, en se restreignant dans un doute raisonnable.

L'objet est assez important par lui-même, pour le succès de la cure de tant de femmes dont le salut est si souvent compromis, pour

onces (160 gram.) de liquide obtenu dans un cas semblable au précédent, pour s'assurer s'il contenait les mêmes principes que celui analysé par M. Dupuytren, n'a pas valu de meilleur résultat. La comparaison qu'il a faite de la dissolubilité du caséum qu'il s'était procuré d'ailleurs, avec celle du coagulum, du fluide, objet de son expérience, ne démontrerait toutefois que la difficulté de différencier l'un de l'autre. Aussi M. Desserein a-t-il la réserve de ne vouloir pas préciser son jugement sur la non existence du lait dans cette espèce d'humeur, avant d'avoir tenté de nouvelles expériences, tant il est permis de douter de l'exactitude de celles qui ont déjà été faites.

4

qu'on ne se prononce pas, sans un examen convenable, contre l'existence des métastases humorales, en faveur desquelles tout dépose évidemment ici.

N'en déplaise aux fauteurs d'un solidisme outré, feu M. le Docteur NYSTEN confirme évidemment ces déviations humorales, en attestant, par une analyse chimique qu'il a scrupuleusement faite, la présence de l'urée, non-seulement dans la sérosité de l'abdomen des hydropiques, mais encore dans un liquide vomi, en sa présence, par une femme hystérique. (RECHERCHES DE PHYSIOLOGIE ET DE CHIMIE PATHOLOGIQUES).

Les rapports qui existent entre notre humeur présumée laiteuse et l'urine vomie, ainsi que la sérosité des hydropiques, offrent une trop grande conformité, pour que nous omettions de les établir.

Nous passons aux analyses, telles qu'elles nous ont été données écrites par MM. SÉRULAS et GUITON.

ANALYSES

FAITES PAR M. SÉRULAS, PHARMACIEN EN CHEF, PREMIER PROFESSEUR DE L'HÔPITAL MILITAIRE D'INSTRUCTION DE METZ.

ANALYSE DU PREMIER LIQUIDE.

PROPRIÉTÉS PHYSIQUES.

« Éjection du 17 juin 1818, à six heures du
» matin, à jeun.

» Couleur blanche, opaque.

» Odeur fade, aigrelette.

» Saveur douçâtre, ascescente.

» Consistance d'un liquide gras et aqueux,
» visqueux, aussi, à cause des mucosités qui y
» étaient jointes.

» Pas le moindre mélange d'alimens.

» Ce liquide, d'un blanc de lait, renfermé
» dans une fiole, se sépara exactement, après

» quelque temps de repos, en deux parties, l'une
» précipitée sous l'apparence de flocons, l'autre
» surnageant, d'un aspect séreux, avec une teinte
» légèrement blanchâtre. »

ANALYSE CHIMIQUE.

(*Matière*, 140 *grammes.*)

LIQUEUR FILTRÉE.

Acide sulfurique. — *Effervescence.*

—— Nitrique. — Idem, *dégagement d'acide carbonique.*

—— Gallique. — *Point de changement.*

—— Oxalique. — *Précipité blanchâtre.*

Nitrate d'argent. — *Idem.*

Sulfate de fer. — *Aucun changement.*

Prussiate de potasse. — *Aucun changement.*

Carbonate de soude. — *Précipité blanc.*

Muriate de baryte. — *Idem, très-léger.*

Alcool. — *Une matière muqueuse s'est précipitée.*

Alcool-gallique. — *Précipité blanchâtre.*

Hydrogène sulfuré. — *Idem.*

Teinture de tournesol. — *Présence d'un acide libre.*

LIQUEUR AGITÉE.

Avec l'acide sulfurique. — *Aucun précipité.*

La potasse caustique. — *Dissolution complète.*

COAGULUM.

Acide sulfurique. — *Ne s'est pas dissout.*

Potasse caustique. — *Dissolution complète.*

Ammoniaque. — *S'est dissout parfaitement avec un aspect blanchâtre.*

Coagulum dissout dans les alcalis. } *A été précipité par les acides.*

Coagulum bouilli. Par l'alcool. } *Aucun changement, a conservé sa limpidité.*

Coagulum bouilli dans la potasse caustique. Par l'acide sulfurique. — *S'est précipité sur-le-champ.*

« Une portion de ce coagulum qui a été brû-
» lée, a laissé exhaler une odeur semblable à
» celle d'une substance animale qui brûle.

» Une portion de la matière supposée caséeuse,
» d'après son aspect, a été exposée pendant long-
» temps à l'air, mais elle n'a présenté aucune des
» caractères qu'offre le fromage en pareille cir-
» constance. Elle s'est desséchée très-prompte-
» ment, ayant pris la dureté et presque la trans-
» parence de la corne.

ANALYSE DU DEUXIÈME LIQUIDE.

Cette matière a été vomie devant nous et plusieurs personnes, à neuf heures du matin, un mois après la première. Comme nous l'avons déjà dit, la malade en avait rendu davantage chez M. le procureur du Roi, où elle avait été plus matin.

L'état d'angoisses de la malade, les nausées qu'elle avait éprouvées après le gonflement de ses seins, s'étaient opposés à ce qu'elle prît le moindre aliment. Elle n'avait bu qu'une simple tasse d'infusion de fleurs d'orange.

L'extrême sensibilité des seins nous empêcha d'en tirer assez de lait pour le comparer, par l'analyse, à la matière rejetée, d'ailleurs sensiblement plus épaisse.

Elle n'avait vomi, cette fois, que six grandes cuillerées de matière, renfermée de suite dans un vase bien couvert, porté aussitôt chez M. le Professeur SÉRULAS.

Propriétés physiques.

« Odeur fade, tournant à l'aigre.

» Couleur d'un blanc laiteux.

» Saveur fade, sucrée, déjà acescente.

» Consistance moins fluide que celle du pre-
» mier liquide.

» Cette matière était grasse, crémeuse, pour
» ainsi dire homogène, à cause du muqueux
» qui en suspendait uniformément les principes.

» Ne s'étant pas sensiblement séparée, comme
» la première, en sérum et en caillot, elle pré-
» sentait néanmoins évidemment à sa surface,
» une véritable crême qui n'a laissé aucune es-
» pèce de doute sur l'existence du lait. »

Analyse chimique.

« Une simple analyse chimique a suffi pour
» justifier le jugement qu'on en avait déjà porté.

» Le résidu du fluide évaporé et desséché a
» conservé tous les caractères du fromage. »

TROISIÈME ANALYSE.

Analyse de la première urine présumée lai-
teuse, rejetée plusieurs mois après la der-
nière humeur vomie.

« Le liquide qui nous a été remis, était du
» poids de 160 grammes. Il avait un aspect lai-
» teux, une odeur urineuse.

» Abandonné à lui-même pendant vingt-
» quatre heures, il s'est séparé en trois couches
» bien distinctes : la première occupant le fond
» du vase, formait un dépôt grisâtre, composé
» de petits flocons; la supérieure, peu considé-
» rable, était blanche, grasse, onctueuse au
» toucher, avait une apparence de crême; la
» couche intermédiaire qui formait plus des sept
» huitièmes de la totalité du liquide, ressemblait
» à de l'urine trouble.

» Cette liqueur agitée, dans l'état de sépara-

» tion, reprenait l'aspect laiteux, et les trois
» couches se formaient par le repos.

» Pour obtenir isolément ces trois substances
» qui présentaient la liqueur, afin de ne rien
» perdre, vu la petite quantité de la matière
» grisâtre, et surtout de la matière blanche, le
» tout a été versé dans un entonnoir à longue
» tige, posé sur un bain de mercure formant
» un bouchon mobile.

» Lorsque, par un repos encore de vingt-quatre
» heures, les trois couches se sont replacées dans
» l'ordre de leur pesanteur spécifique, on a pu,
» avec précaution, les faire couler chacune sé-
» parément, d'abord la matière grisâtre, ensuite
» la partie aqueuse; mais la substance blanche,
» en s'étendant, a été retenue sur les parois de
» l'entonnoir, ayant d'ailleurs formé une ligne
» circulaire, très-adhérente au niveau du li-
» quide, point sur lequel le contact avait été
» prolongé.

» La matière grisâtre, après avoir été lavée, a
» été chauffée avec de la potasse caustique en
» liqueur; rien n'a été dissout. Les flocons, qui
» étaient très-tenus, se sont rassemblés en flocons

» beaucoup plus gros. L'ammoniaque a produit
» le même effet. Les acides sulfurique, hydro-
» chlorique, acétique, l'ont dissoute en totalité.
» La potasse caustique et l'ammoniaque l'ont
» précipitée de cette dissolution. L'alcool n'y a
» produit aucun changement.

» La matière blanche a été également déta-
» chée des parois de l'entonnoir, en versant
» dessus une dissolution concentrée de potasse
» caustique. Il y a eu combinaison, à l'aide de
» la chaleur.

» Le composé qui en est résulté, traité par
» l'alcool, à froid même, a été dissout presque
» entièrement.

» Cette dissolution mêlée, après filtration, à
» de l'eau, s'est troublée, a blanchi fortement,
» et une addition d'acide hydro-chlorique y a
» déterminé la formation de petits flocons ou
» grumeaux.

» La partie aqueuse a montré aux réactifs ne
» contenir que les matériaux de l'urine ordi-
» naire, et aucun autre principe qui ait pu être
» apprécié.

» Pour reconnaître si cette substance blanche

» avait quelques rapports chimiques avec la
» crême, à laquelle elle ressemblait physique-
» ment, il a été pris également 160 grammes
» de l'urine naturelle de la personne qui avait
» rendu, quelques jours avant, le liquide en
» question; on y a mêlé peu-à-peu du lait de
» femme, jusqu'à ce qu'elle offrît à l'œil la même
» nuance que l'autre. Ce mélange a été placé
» dans un appareil disposé de la même manière,
» dans les mêmes circonstances, et on a pro-
» cédé en même temps comparativement à son
» examen. Les résultats ont été les mêmes, soit
» dans la séparation en trois couches, qui s'est
» opérée spontanément dans leur traitement par
» les mêmes réactifs, excepté qu'ici le dépôt était
» moins considérable, et la crême plus abon-
» dante.

» L'existence de la matière caséeuse qu'on
» pouvait y supposer, n'a pu être mise en évi-
» dence. On a distingué une matière muqueuse
» particulière, et un corps gras ayant beaucoup
» d'analogie avec la crême. »

QUATRIÈME ANALYSE.

Analyse de 32 grammes de matière d'appa-
rence laiteuse, recueillie du vagin.

La quantité de 32 grammes que nous avons
obtenue, n'ayant été analysée que quinze jours
après son évacuation, n'a pu justifier nos recherches. Cette humeur avait changé de couleur, et répandait alors une odeur désagréable,
assez difficile à déterminer, que quelques-uns
ont comparée à du fromage pourri. Sa saveur
était douçâtre; elle nous a paru avoir quelque
chose du petit lait.

Les premiers jours elle était de liquidité et
de blancheur laiteuse, sans odeur sensible.

Nous avons cru lui trouver d'abord une odeur
de lait: c'était aussi l'opinion de ceux qui l'ont
flairée alors; elle s'est ensuite légèrement séparée en laissant précipiter quelques flocons, et en
présentant à la surface une très-mince couche
blanchâtre, assez semblable à celle qui surna-
geait l'urine laiteuse.

Dans l'entonnoir de verre où cette matière
fut mise, elle déposa également une substance

floconneuse, laissant séparément, à la circonférence du verre, une ligne circulaire grasse et de couleur blanche.

Nous avons remarqué que cette matière, qui avait été rendue par la vulve, graissait le linge et le plancher, à la manière du lait qui découle des mamelles.

***

CINQUIÈME ANALYSE.

Analyse de la dernière urine laiteuse, par M. GUITON, Pharmacien aide-major à l'hôpital militaire d'instruction de Metz. Elle a été faite sous les yeux de M. SÉRULAS.

CARACTÈRES PHYSIQUES.

« L'urine présumée laiteuse, apportée au la-
» boratoire de l'hôpital pour y être soumise à
» l'analyse, était contenue dans quatre fioles,
» dont chacune renfermait à-peu-près 40 gram-
» mes de ce liquide. Un numéro placé sur cha-
» que fiole, indiquait le jour de l'émission de
» chaque portion d'urine.

» Le liquide, contenu dans les fioles numéro-
» tées 1 et 2, avait une couleur jaune rougeâtre.

» On distinguait, à sa surface, une couche très-
» mince d'une matière blanche qui ressemblait
» à de la crême. A la partie inférieure, un dé-
» pôt floconneux assez abondant se faisait aussi
» remarquer, et dès qu'on agitait ce liquide, il
» perdait sa transparence, qu'il recouvrait après
» quelques heures de repos. Son odeur était
» très-fétide.

» Les fioles étiquetées 3 et 4, contenaient de
» l'urine semblable aux deux autres. Elle n'en
» différait que par l'absence de la matière cré-
» meuse. »

ANALYSE CHIMIQUE.

« Pour procéder à l'analyse, les quatre fioles
» ont été vidées dans un entonnoir de verre,
» placé sur un bain de mercure qui formait un
» bouchon mobile.

» Une capsule de porcelaine fermait l'ou-
» verture de ce vase, et le tout a été laissé dans
» cet état jusqu'au lendemain. Le liquide, alors,
» a présenté trois couches bien distinctes : une
» supérieure, qui avait à-peu-près un huitième
» de ligne d'épaisseur, était formée de cette

» substance crémeuse dont il a été parlé; l'in-
» termédiaire, qui était la plus considérable, était
» d'une couleur jaune rougeâtre, et l'inférieure,
» qui formait à-peu-près un soixantième de
» la masse, se composait de flocons déjà men-
» tionnés.

» Pour isoler ces trois couches, on a enlevé,
» avec précaution, l'entonnoir qui les conte-
» nait, et au moyen du doigt qui fermait son
» extrémité, on a d'abord fait couler, dans un
» verre, la couche inférieure, puis dans un
» autre le liquide intermédiaire; après quoi, la
» couche supérieure s'est répandue sur les pa-
» rois de l'entonnoir, d'où on l'a détachée au
» moyen de 20 grammes d'eau distillée qui,
» ensuite, a été déposée dans un verre.

» L'eau qui tenait en suspension la matière
» crémeuse, était louche et blanchâtre. Quel-
» ques grains de potasse caustique lui ont donné
» un peu de transparence, et son action, aidée
» de la chaleur, l'a entièrement éclaircie.

» Une portion de cette solution alcaline, ver-
» sée dans l'alcool, s'y est dissoute sans se trou-
» bler; mais en ajoutant de l'eau à ce mélange,
» il blanchissait à l'instant.

» Soumise à l'action des acides tartarique et
» hydro-chlorique, elle se troublait fortement,
» et laissait déposer une substance qui, après
» avoir été isolée, s'est complètement dissoute
» dans l'alcool.

» Ces deux essais ayant épuisé toute la ma-
» tière crémeuse, son analyse n'a pu être pous-
» sée plus loin.

» Comme il importait, surtout, de recon-
» naître l'existence du lait, et que, pour la
» constater, il ne suffisait pas d'avoir trouvé
» cette substance crémeuse, toute l'attention a
» dû se porter sur le sucre de lait, et c'est pour
» parvenir à isoler ce principe, que la liqueur
» intermédiaire a été traitée par le sous-acétate
» de plomb, qui, en précipitant tous les sels
» urineux qu'elle contenait, devait laisser en
» solution celui qui faisait l'objet de l'analyse,
» puisqu'il est indécomposable par tous les
» autres. Lorsqu'on a été certain que le sous-
» acétate ne produisait plus de précipité, on a
» filtré, et la liqueur obtenue, a été exposée à
» un courant de gaz hydro-sulfurique, pour
» décomposer l'excès du sel de plomb qui pou-
» vait s'y trouver. Après, on a filtré de nou-

» veau, et, de suite, le liquide a été évaporé
» dans une capsule de porcelaine, à une cha-
» leur très-douce. Quand il a été réduit à un
» dixième de son volume, il s'est boursoufflé,
» il a bruni tout-à-coup, et il s'en est dégagé
» une odeur ammoniacale tellement forte, qu'il
» était presque impossible de la supporter. C'est
» dans cet état que la capsule a été retirée du
» feu, et placée dans un lieu frais jusqu'au
» lendemain.

» Le liquide évaporé qui, la veille, ressem-
» blait à un sirop épais, avait repris de la flui-
» dité, et aucune trace de cristaux ne s'y remar-
» quait. C'est alors qu'il a été dissout dans l'al-
» cool concentré et versé ensuite dans un verre,
» où, bientôt, il s'est précipité une grande
» quantité de flocons, dont on a favorisé le rap-
» prochement par un repos de vingt - quatre
» heures. Au moyen d'une pipette, on a enlevé
» le liquide qui couvrait ce dépôt d'une couleur
» jaunâtre et d'une odeur qui conservait encore
» de la fétidité. Écrasé sous le doigt, on n'y
» sentait rien qui pût indiquer la présence d'un
» sel cristallisé. Traité par l'eau distillée, à l'aide
» de la chaleur, il ne s'y est point dissout,
» mais l'addition de quelques grains de potasse

» a opéré la solution complète. Quelques gout-
» tes d'acide hydro-chlorique versées sur cette
» liqueur alcaline, ont fait reparaître, à l'ins-
» tant, les mêmes flocons, qui, isolés convena-
» blement, et placés sur une plaque de fer for-
» tement échauffée, ont brûlé en dégageant
» tous les principes des matières animales azotées.

» La troisième couche, ou l'inférieure, qui
» avait été réservée dans un verre, a été placée
» sur un filtre pour y être lavée à l'eau distil-
» lée, et lorsque cette dernière ne s'est plus
» colorée, le filtre a été enlevé et placé sur une
» feuille de papier gris, pour en faciliter l'exsic-
» cation. L'eau provenant du lavage ressem-
» blait à de l'urine peu foncée en couleur. Sou-
» mise à l'ébullition, la présence de la matière
» caséeuse ne s'y est pas manifestée. Il est à
» croire qu'elle contenait plusieurs sels urineux.
» Il n'a été trouvé sur le filtre qu'une quantité
» inappréciable d'une substance pulvérulente
» d'un jaune rougeâtre, qui était probablement
» de l'acide urique.

» Une analyse comparative a aussi été faite
» sur un mélange d'urine et de lait, provenant
» tous deux de la même femme; les proportions

» étaient 300 grammes de l'une et 60 grammes
» de l'autre. On s'est conduit comme dans l'a-
» nalyse précédente ; mais les caractères phy-
» siques du mélange différaient de ceux de l'u-
» rine naturelle, par la plus grande quantité
» de crême et par le dépôt qui s'apercevait à
» peine.

» La crême, traitée comme celle de la pre-
» mière analyse, s'est comportée de la même
» manière avec les réactifs.

» Le liquide urineux différait du naturel, en
» ce qu'il n'était pas fétide, et que sa couleur
» n'a point été altérée pendant l'évaporation.

» L'alcool y a aussi produit un dépôt qui
» n'a pas différé de celui de l'urine naturelle.

» Comme il était important de connaître la
» cause qui s'opposait à ce qu'on obtînt du
» sucre de lait de l'urine laiteuse qui venait
» d'être analysée, 3 grammes et demi de ce sel
» ont été dissous dans 250 grammes d'urine
» vieille et ordinaire, provenant aussi de la
» même femme. On a procédé comme dans les
» analyses précédentes, et il a été impossible
» d'y retrouver le moindre vestige de sa pré-
» sence.

» Une série d'expériences serait à faire, pour
» déterminer le genre d'altération qu'éprouve
» le sucre de lait mélangé à l'urine, et sur-tout
» pour conclure à l'égard de l'analyse dont on
» s'est occupé.

» Seulement on peut présumer que cette al-
» tération est due à l'urée, qu'il est impossible
» d'isoler de l'urine avant la concentration de
» ce liquide, et que c'est à cette cause que l'on
» pourrait attribuer la décomposition du sucre
» de lait. Ce qui tendrait à confirmer cette opi-
» nion, c'est un nouvel essai que l'on a fait
» sur de l'urine récente qui, saturée de sucre de
» lait, a été traitée comme les trois précédentes,
» et n'a donné, après l'évaporation, que quel-
» ques crystaux qui représentaient tout au plus
» la moitié du sel employé.

» Quant au sous-acétate de plomb, on s'est
» assuré qu'il ne contribuait nullement au chan-
» gement du sucre de lait, puisqu'une solution
» de ce sel, traitée comme les différentes urines,
» a reproduit toute la quantité employée. »

En résultat de ces analyses scrupuleusement faites, si le sucre de lait n'y a point été trouvé pour établir péremptoirement la nature plus positivement laiteuse des humeurs qui ont été analysées, du moins fournissons-nous d'autres preuves qui en sont l'équivalent: d'une part, un corps gras, absolument identique avec la crême, analyse comparative faite; de l'autre, une matière qui conserve encore aujourd'hui tous les caractères du fromage, ainsi que le confirme l'analyse de M. le Professeur Sérulas.

En supposant que le caractère concrescible de la crême que nous a donnée la matière laiteuse vomie, laissât le moindre doute sur la nature réelle de cette éjection, par sa grande ressemblance avec le lait de vache, nous nous appuierions du témoignage de Fourcroy, de Parmentier et de Deyeux, sur la variabilité du lait de femme.

Il n'est pas de lait, dit l'illustre Fourcroy, *qui se soit montré plus variable dans son analyse que celui de femme.* (Système des connaissances chimiques. Analyse du lait, T. 10, page 430).

Parmentier et Deyeux (Précis d'expériences

ET OBSERVATIONS SUR LES DIFFÉRENTES ESPÈCES
DE LAIT CONSIDÉRÉES DANS LEURS RAPPORTS AVEC
LA CHIMIE, LA MÉDECINE ET L'ÉCONOMIE RURALE),
l'avaient déjà affirmé par leurs propres expériences, et c'est en ces termes que M. GUERSENT, s'étaye
lui-même de l'opinion de ces deux savans dont il
ne fait que rapporter les expériences à ce sujet :
» *Aucuns des différens laits de femme que
MM. DEYEUX et PARMENTIER ont examinés, ne
se ressemblaient, ni par la saveur, ni par la
couleur, ni par la consistance, ni par la quantité
de créme. Les uns plus ou moins séreux et privés de matière caséeuse, ont fourni plus ou
moins de créme, mais ils n'ont jamais donné
de beurre par la percussion. Ils ne coagulaient
pas par les acides. Les autres ont présenté une
créme épaisse, tenace, dont on a obtenu, par
la percussion, un beurre jaune, solide, d'une
bonne consistance; ces mêmes espèces de lait
ont coagulé par les acides, et ont offert une
partie caséeuse assez blanche et consistante.* »
(Article LAIT, du Dictionnaire des sciences
médicales, page 135).

Les modifications variées du lait de femme
s'expliquent, d'ailleurs, naturellement par l'extrême impressionnabilité de cet être.

Si la partie caséeuse n'a pas été reconnue dans toutes les humeurs que nous avons soumises à nos analyses, en tirerait-on la conséquence qu'elle ne peut pas plus y exister, que dans le liquide des péritonites puerpérales qui a été analysé ? Ce raisonnement serait sans doute vicieux, puisque tout prouve que l'albumine a la plus parfaite similitude avec la partie caséeuse pure, emploi fait comparativement des principaux réactifs.

Ces deux substances, desséchées et brûlées, ont une entière ressemblance. L'une ainsi que l'autre, dans le premier cas, deviennent dures, transparentes, élastiques comme de la corne.

C'est, aussi, la même conformité que nous avons trouvée entre le coagulum desséché du premier liquide, analysé par M. le Professeur SÉRULAS, et celui que M. CABALE a obtenu d'une urine laiteuse, sous les yeux de M. le Professeur VAUQUELIN, avec cette différence d'opinions, cependant, que M. SÉRULAS n'y voit que de l'albumine, lorsque M. CABALE prétend, au contraire, y trouver du caséum.

Il est vrai que M. CABALE avait comparativement analysé du fromage de lait de vache

bien écrémé avec la substance qu'il avait obtenue, d'où la conséquence qu'il en avait tirée,
que celle-ci était du véritable caséum, le liquide
qui l'avait produit, une humeur évidemment
laiteuse. L'induction serait en effet puissante,
si, au lieu d'agir sur du fromage entièrement
écrémé, on se fût servi de véritable fromage.

M. SÉRULAS eut peut-être vu les choses de la
même manière, s'il se fut servi de pareil moyen
de comparaison; comme s'il était venu à l'esprit
de M. CABALE de comparer, à cette substance,
de l'albumine également desséchée, en aurait-il
tiré une conséquence peut-être bien différente.

Quelque heureux parti, pour notre propre
cause, que nous eussions pu tirer de l'analyse
de M. CABALE, nous n'en devions pas moins
être vrais. Notre propre conviction nous y obligeait. Nos analyses sont, d'ailleurs, assez concluantes par elles-mêmes, pour ne pas recourir à des preuves qu'on pourrait accuser d'être
équivoques, lorsque nous ne devons émettre
que des faits positifs; aussi admettrons-nous
bien moins encore, l'existence de la partie
caséeuse dans le flux leucorrhéique d'une fille
de neuf ans, qu'ont observée concurremment
MM. PORTAL, GASTELLIER et ALIBERT.

Nous n'opposérions pas pareille difficulté, si, comme dans nos analyses, on eut trouvé du fromage proprement dit, et une matière évidemment semblable à de la crême.

M. le Docteur ALIBERT, en rapportant que la veuve, sujet de son observation, n'avait jamais eu de suppression de lait, ni le moindre engorgement laiteux des mamelles, viendrait confirmer le doute que nous établissons sur l'éjection de l'urine laiteuse de sa malade, urine, encore, qui n'a été rendue qu'après plusieurs années de veuvage.

Ce que nous avons avancé sur la parfaite ressemblance de l'albumine avec la partie caséeuse, est appuyé de l'autorité de l'illustre FOURCROY, qui, convaincu de cette analogie, donne à la partie caséeuse la dénomination d'albumine caséeuse, en pensant que cette dernière substance ne diffère simplement de l'albumine simple que par un degré supérieur d'oxigénation. En lui contestant cet état d'oxigénation, que la théorie du jour pourrait infirmer, il nous suffirait de dire que l'action des mêmes réactifs lui a paru semblable sur tous les deux (1). Cette manière

_____

(1) SYSTÊME DES CONNAISSANCES CHIMIQUES. ANALYSE DU LAIT. (T. 10, page 420). « *Toutes les connaissances acquises*

de voir est aussi celle des chimistes qui lui ont succédé.

M. le Docteur ORFILA a également reconnu que ces deux substances se comportaient de la même manière à l'air sec et humide (1).

THOMSON dit « *que la ressemblance qui existe entre la matière caséeuse et l'albumine, donne lieu de croire que la coagulation du lait et de l'albumine dépend de la même cause.* » (SYSTÊME DE CHIMIE, T. IV, article LAIT, page 559).

On peut paraître étonné que M. le Professeur THENARD ait omis de dire, nommément, un seul mot sur la ressemblance de ces deux substances, lorsque, d'un autre côté, sans faire la moindre

---

sur les propriétés de la substance caséeuse, ont fait penser aux chimistes modernes que la substance caséeuse avait une analogie remarquable avec l'albumine, et, en effet, c'est des divers matériaux animaux, celui dont le corps caséeux se rapproche le plus, par la coagulation au feu, par les acides, la dissolubilité dans l'ammoniaque, ses produits à la distillation, son altération par l'acide nitrique. »

(1) CHIMIE MÉDICALE. ANALYSE DU LAIT. (T. 2, p. 247. PRINCIPES IMMÉDIATS QUI NE SONT NI GRAS, NI ACIDES). « *La fibrine, la partie caséeuse, l'albumine coagulée et la matière jaune de la bile, exposés à l'air humide, ne tardent pas à se putréfier. Si, au contraire, l'atmosphère est parfaitement desséchée, ils peuvent être conservés indéfiniment.*

mention des cas particuliers, qui peuvent faire tirer du véritable beurre du lait de femme, il pose en fait trop absolu, que la crême de ce lait n'en donne point, quel que soit le temps pendant lequel on agite celüi-ci (1).

En insérant ici le jugement de FOURCROY, nous devons également ajouter', que tout en admettant cette similitude, il pense, cependant, que si la partie caséeuse provient du sang, elle a dû subir, en s'en séparant, et pour prendre une forme laiteuse, une modification qui n'a point encore été appréciée. (*Article cité.*)

De toutes nos recherches, on peut donc en conclure, mieux qu'on ne l'a fait jusqu'à présent, que la matière laiteuse se trouve évidemment dans les humeurs excrétées, par lesquelles elle doit être nécessairement modifiée, puisqu'il est notoire qu'un ou plusieurs des principes de cette matière, doivent être naturellement dénaturés,

(1) C'est peut-être bien en s'appuyant trop rigoureusement de l'affirmation de M. le Professeur THENARD, qu'au sujet de notre analyse, quelqu'un avait dit que la présence du fromage dans une de nos analyses, décelait une substitution de lait de vache, erreur que nos scrupules et notre conscience éclairée réfutaient victorieusement.

quelquefois, par la réaction de principes différens. Ainsi, dans le système urinaire, le lait y
étant déposé, l'urée devra sans doute décomposer le sucre de lait, en en désagrégeant les
élémens, ainsi que nous l'a positivement prouvé
la dernière analyse que nous avons faite.

Semblable motif de désagrégation n'existerait
probablement pas pour l'humeur de certaines
péritonites puerpérales, si l'on cherchait à en
retirer la même matière, à moins que cette décomposition ne provînt d'une autre cause. Mais,
nous le répétons, d'après ceux mêmes qui se
sont occupés d'analyses animales, combien de
savoir et de soins pour se tirer, utilement, d'un
tel conflit de variétés et de décompositions dans
ces sortes d'humeurs ! Avec quelle réserve ne
doit-on pas émettre son jugement sur l'existence réelle des produits !

Par cela même, la difficulté d'affirmer dans
certains cas, son opinion, ne serait-elle pas
applicable aux Médecins qui disent positivement
qu'il n'existe pas un atôme de lait dans l'humeur
des péritonites puerpérales telles qu'elles soient?

Semblable proposition de leur part, pourrait être aisément contestée, si les réflexions

que nous avons émises recevaient quelque valeur de nos propres recherches, et de celles de
ceux qui se sont occupés du même objet pour
toutes les autres humeurs.

Ne serions-nous pas autorisés à nous servir,
ici, des inductions tirées de l'analogie?

Nous parlerons, ailleurs, de cette autre espèce d'analyse, dite médicale, qui se fortifie si
bien des rapports existant entre la coïncidence
et l'alternative de la résorption de l'humeur, d'a-
bord en stase dans l'organe sécréteur, et la même
humeur rejetée par les différens émonctoires.
Les propriétés physiques du fluide donné par
ces deux voies, auraient-elles autant d'analogie, s'il n'était pas de même nature? Qui peut
douter, par exemple, des rapports qui existent
entre l'humeur de la transpiration des femmes
qui cessent d'allaiter leurs enfans et le lait que
produisent leurs seins? Le vomissement évidemment laiteux qui nous a valu deux analyses, n'est-il pas la confirmation de ce que nous
avançons?

Considération faite de la situation de la malade, et en ne s'arrêtant qu'au caractère physique de l'humeur vomie, à sa saveur douce,

sucrée, ascescente, à sa décomposition tranchée
en sérosité et en coagulum, à sa propriété de
tacher le linge et le plancher comme un corps
gras, on pourrait être conduit à en inférer
qu'elle était de nature véritablement laiteuse.

En effet, les voies digestives n'éprouvant d'autres maux qu'un trouble vital momentané dans
semblable occurence, à quoi eût-on pu rapporter
pareille évacuation? Sans parler de la blancheur laiteuse de l'urine, comment expliquer
aussi, dans la même situation, la présence d'un
corps gras, si ressemblant à la crême du lait de
femme qu'on lui avait comparé, sous le double
rapport des propriétés physiques et des réactifs?

Ces considérations deviennent plausibles, lorsque deux médecins qu'on ne pourrait accuser
de donner aveuglément dans le système des métastases, MM. FOURNIER-PESCAY et BÉGIN, s'ac-
cordent à dire « *que l'urine et la bile, en ren-
trant en totalité dans l'économie, peuvent se
répandre dans tous les tissus où la couleur
de l'une et l'odeur de l'autre les font facilement reconnaître.* » (Article NOURRICE, p. 295,
du T. 36 du Dictionnaire des sciences médicales). Et dans le cas même où ces MM. ne
croiraient qu'à la diffusion de ces humeurs, plu-

tôt qu'à leur collection évidente, toujours serait-il vrai que les métastases seraient avouées par là.

Au résumé, nous ne pensons pas qu'il soit possible de révoquer en doute, un seul instant, l'existence positive du lait dans les humeurs que MM. Sérulas et Guiton ont analysées : d'ailleurs, des faits des plus remarquables, puisés aux meilleures sources, viendront corroborer l'observation qui nous est propre. Ces sortes de rapprochemens s'appuient trop les uns et les autres pour que nous ayons omis de les faire. Nous éclairerons d'abord notre sujet de quelques vues physiologico-pathologiques, prises dans une doctrine que la médecine ne peut désavouer.

QUATRIÈME ARTICLE.

EXPLICATIONS PHYSIOLOGICO-PATHOLOGIQUES DES PHÉNOMÈNES PROPRES AUX MÉTASTASES.

Notre observation n'a rien qui ne puisse être physiologiquement expliqué, d'après même les principes les plus sévères. — Comment on peut rendre raison du déplacement métastatique d'un fluide sur tel ou tel système d'organe, fluxion préalablement établie. — Ce qu'on doit penser de la fièvre de lait, de la péritonite, ou de la fièvre puerpérale.

Après avoir démontré, par une analyse rigoureuse, que les humeurs évacuées par les différens émonctoires de notre malade, contenaient évidemment du lait, viendrait-on nous opposer l'impossibilité d'expliquer physiologiquement l'existence des métastases? L'erreur serait grande. On aurait d'ailleurs perdu de vue les considérations que nous avons établies d'abord, considérations contre lesquelles il serait difficile d'arguer victorieusement. Nous citerions en notre faveur le jeu facile à concevoir des fluxions, dont les métastases d'humeurs ne sont que la conséquence nécessaire, puisque celles-ci, au préalable, supposent toujours un mouvement vital qui porte une humeur d'un lieu dans un autre.

Nous nous abstiendrons d'entrer, à ce sujet, dans des définitions qui ne feraient que répéter ce que le célèbre BARTHÈS, notamment, a si heureusement exprimé dans son MÉMOIRE SUR LES FLUXIONS. Nous nous contenterons simplement de rendre sommairement raison des différentes éjections de Madame M.***, en y ajoutant toutefois quelques réflexions qui nous ont paru découler de la nature même de l'objet qui nous occupe.

Serait-ce donc imaginer des explications, que de présenter exactement ce que nos yeux ont si bien observé ?

Pourrions-nous, en effet, rapporter à autre chose qu'aux fluxions vitales, les diverses évacuations dont nous avons été témoins ?

La preuve en est bien dans cette succession

d'accidens survenus à la malade qui est le sujet
de notre observation. En voici succintement
l'histoire :

Les seins de madame M.*** s'étaient manifestement gorgés de lait, lorsque, tout-à-coup,
l'irritation déplacée sur son estomac, détermina,
avec l'affaissement sensible des mamelles, le
vomissement de matières blanches, aigres, cail-
lées, tachant le linge et le plancher, ainsi que
du véritable lait. Et pour ne plus laisser aucun
doute sur le déplacement du mouvement fluxionnaire et de la déviation humorale qui en est la
suite, l'utérus et la vessie deviennent, à leur
tour, le nouveau siège de l'émission d'une humeur absolument analogue à celle que les seins
et l'estomac ont d'abord produite.

En conséquence, se refuserait-on à admettre
cette impulsion communiquée aux humeurs déviées sur le système auquel peut aboutir l'action vitale, considération faite des dispositions
particulières de ce système à être affecté, corrélations en partie expliquées par les sympathies d'organes et la nature spéciale de la maladie ?

L'opinion que nous émettons est heureuse-

ment appuyée de celle d'un physiologiste célèbre dont on ne contestera sans doute pas les
lumières. C'est de Dumas dont nous parlons.
Voici ses propres expressions au sujet d'une métastase d'urine. Le rapport est exact avec l'objet qui nous occupe : « *Si dans le temps que
les mouvemens de fluxion étaient encore faibles, incertains, mal assurés, que les trai-
nées d'oscillations n'étaient pas suffisamment
établies jusque sur l'estomac* (il est question
d'un vomissement d'urine), *on eut porté une
vive irritation sur quelqu'autre organe, il
n'est pas douteux que la force de celui-ci
prédominant sur la force de l'estomac, les
mouvémens ne se fussent arrangés, coordon-
nés d'une manière nouvelle, et que l'urine
n'eût été chassée par l'organe dont une irritation violente aurait étendu la sphère d'attraction.* » (Principes de physiologie, T. 4,
3.ᵉ partie, page 543).

Cette explication est précisément celle que les
divers phénomènes que nous a présentés notre
malade, nous ont naturellement fait concevoir,
avant que nous ayons songé à l'autorité de l'illustre Dumas.

En effet, ce genre de métastase contre lequel

on veut bien concevoir une si déraisonnable prévention, malgré l'accession favorable de beaucoup de Médecins, n'est point autre chose que
cette fluxion, que ce principe d'irritation déplacée, qui entraîne secondairement avec lui, une
humeur qui serait par là même déviée de sa voie
naturelle par des vaisseaux destinés à cette opération ?

Cette déviation humorale serait alors d'autant
plus favorable, qu'elle serait un moyen plus
naturel d'élimination pour ces humeurs qui peuvent devenir si nuisibles par leur masse ou leur
degré d'altération, sources consécutives de maladies que la longue expérience du temps est
loin de désavouer.

D'où résulte la nécessité de cette médecine
dérivative dont les effets heureux sont si souvent constatés, lors même que la routine ou un
instinct s'en servent sans autre calcul que celui
de l'observation du bien qu'elle opère dans
nombre de cas. Est-ce autrement que, par cette
espèce de tradition, nos accoucheurs et nos
sage-femmes continuent d'user, par exemple,
de ce fameux sel de *duobus*, en si grande vénération chez les accouchées pour faire passer
leur lait ?

On nous concevrait mal, si l'on s'imaginait que nous pussions toujours être l'apologiste de cette dérivation exclusivement appliquée aux humeurs qu'il conviendrait de diriger dans certains cas vers le lieu le plus convenable ; on ne pourra pas supposer que nous ne fassions pas abstraction des simples métastases d'irritation, de ces fluxions purement vitales qui, malgré leur mobilité, n'ont rien qui puisse les faire précisément comparer aux métastases d'humeurs, n'ayant de commun avec elles que l'irritation primitive des solides.

Cette explication simple des phénomènes que nous avons observés, a, d'ailleurs, une puissante garantie dans ces deux célèbres aphorismes sur lesquels se fonde pour ainsi dire toute la médecine.

1. *Duobus laboribus* (1) *simul obortis non eodem tamen in loco vehementior obscurat alterum.*

2. *Ubi stimulus, ibi affluxus.*

(1) Nous dirons *duobus laboribus*, au lieu de *doloribus*, parce que Hypocrate a nécessairement entendu généraliser sa pensée. Feu MONTÉGRE dit, en citant cet aphorisme tel qu'il est communément traduit : « *Que cette vérité n'est point assez générale, puisque ce qui se dit de la douleur,* duobus dolo—

Après tant d'explications oiseuses et difficiles,
le plus grand nombre des systêmes physiologico-pathologiques se réduiraient donc en partie,
à ces deux principes que de longs siècles ont
confirmés, et que l'expérience n'a jamais dé-
mentis !

Nous adoptons d'autant plus volontiers cette
doctrine, qu'elle concilie, à-la-fois, les principes les plus avérés du solidisme et de l'humorisme, conséquemment l'action qui émane
des solides, et les influences que les fluides en
éprouvent nécessairement.

Ce que nous venons de dire des fluxions, relativement aux métastases humorales, nous conduit naturellement, à exposer quelques considérations sur les accidens variés qui succèdent
aux vices de sécrétion du lait dans les mamelles,
accidens dont les suites sont beaucoup trop mé-
connues ou négligées, par cela même qu'une
espèce de ridicule est jeté sur les métastases, sans

---

ribus, ou en d'autres termes, de la sensibilité, est également
applicable à tous les phénomènes de la vie dont la sensibilité
perceptible ne forme qu'une partie. Il serait donc plus convenable de dire d'une manière générale, lorsque deux actes
de-là s'exaltent en même temps, l'un de ces deux obscurcit
l'autre. » (Article DÉVIATION, PHÉNOMÈNES PHYSIOLOGIQUES,
Dictionnaire des sciences médicales, T. 9, page 98).

que ceux qui n'y croient pas puissent rendre raison des difficultés qu'ils opposent à leur existence.

Contre l'opinion de Puzos et de Levret qui,
les premiers, ont reconnu que le lait, après les
couches, expose la femme à des accidens très-
variés, si les voies sécrétoires ne la délivrent de
cette humeur, admettrait-on exclusivement celle
de M. le Docteur Capuron, qui se refuse à lui
attribuer une partie des accidens de nature toute
particulière, qui affligent les femmes, lorsqu'elle
est tout-à-coup répercutée?

M. Capuron a beau invoquer l'innocuité d'un
sévrage brusque (Maladies des femmes, p. 523),
indiquer les applications astringentes pour réprimer la surabondance du lait dans les mamelles (*ibid.* 604), nous n'en resterons pas moins
convaincus que pareille répercussion, semblables
manœuvres, doivent nécessairement entraîner
des accidens dont on ne peut calculer les résultats, qu'il y ait simple déplacement de fluxion,
ou déviation du fluide qui engorge les mamelles.

Du moins M. le Docteur Gardien (Maladies
des femmes, pages 269, 270, 273, 274, 279),
reconnaît-il l'importance de la déviation du lait

par les émonctoires naturels. Cette concession justifie pleinement les médecins qui, en favorisant cette crise, préviennent les maux qu'une pratique, trop fondée sur le solidisme, entraîne indubitablement.

Lorsque tout tend à prouver que l'excitation, rapportée d'abord aux mamelles et à l'utérus, peut déterminer des accidens divers, propres à cette situation de la femme, source la plus ordinaire de la péritonite, des maux de toute espèce, sujet de la méprise de tant d'auteurs qui n'ont pas su s'entendre sur l'acception de fièvre puerpérale, voudrait-on nous faire prendre le change sur le caractère d'une fièvre qui est nécessairement symptomatique du travail des glandes mammaires dans leurs relations avec l'utérus? Nous voulons parler de cette fièvre de lait inséparable de l'état où se trouve la femme.

Nous pensons qu'il est d'autant plus important qu'on fixe définitivement ses idées sur ce point essentiel de doctrine, que l'art, riche de faits, ne doit plus permettre que le médecin hésite désormais sur la nature et le mode curatif d'un mal aussi généralement répandu.

La fièvre de lait, considérée sous ses vrais

rapports, susceptible de transformation ou de conversion, en raison de la nature et du degré d'altération des forces vitales, selon le système ou l'organe consécutivement affecté, fera succéder un heureux accord à une trop fâcheuse divergence d'opinions : tout sera débrouillé, et nous saurons que penser de tant de jugemens contradictoires

M. le Docteur CAPURON (page 528 de son TRAITÉ DES MALADIES DES FEMMES), prétendrait-il résoudre définitivement la question, lever toutes les difficultés, en disant avec RIVIÈRE : « *Que les maladies fibrilles des nouvelles accouchées n'ont pas d'autre origine, ni d'autre nature que celles des femmes en général et même des hommes ?* »

Nous en demandons pardon à l'auteur, mais, en bonne logique, peut-on bien mettre en parallèle des situations si différentes ?

La souffrance de l'utérus, l'engorgement des seins, les influences réciproques de deux organes aussi puissans, pourraient-ils être méconnus dans des effets et dans des conditions si diverses ?

Les maux, qui affligent si souvent les femmes après leurs couches, seraient-ils une chimère ?

Cependant M. le Docteur CAPURON, reconnaît parfaitement, « *que la sécrétion du lait, excitée par l'enfant, entretient l'harmonie dans toutes les fonctions de la nouvelle accouchée, prévient ou modère les tranchées, la fièvre de lait, l'écoulement des lochies, l'engorgement des mamelles, de l'utérus et de ses dépendances, diminue la disposition à contracter l'épidémie régnante et la métrite, etc.* » (Page 573, ouvrage cité).

C'est avouer bien formellement alors quels peuvent être les résultats alarmans de l'intervertissement de cette sécrétion.

Cette cause n'est-elle pas suffisante pour produire, ainsi que nous l'avons dit, les désordres les plus variés ; et ne sont-ce pas là, précisément, ces affections diverses que, sans égards pour leur cause immédiate, les auteurs ont décorées du nom bien vague de fièvre puerpérale, comme si, par exemple, la métrite, la péritonite, les fièvres adynamiques et ataxiques qui peuvent succéder à l'état de la femme ou bien le compliquer, pouvaient être gratifiées de cette dénomination, à moins qu'on ne convienne de les appeler, dans ce cas, affections puerpérales, parce qu'elles proviennent des couches.

La fièvre de lait serait, conséquemment, une fièvre symptomatique, résultat de l'excitation du système circulatoire sanguin, effet elle-même, celle-ci, du travail des glandes mammaires pour la sécrétion du lait, que cette sécrétion soit surabondante, diminuée, ou empêchée.

Ce genre de trouble peut, sans doute, entraîner des suites fâcheuses par l'effet de l'influence active de l'utérus et des diverses autres causes. Heureusement encore que la force médiatrice prévient le plus ordinairement tous les maux que l'on pourrait redouter.

Pour confirmer l'opinion que nous partageons sur l'influence primitive de la sécrétion laiteuse ou de l'orgasme qui s'établit, que n'étudie-t-on mieux la nature et le cours des lochies, déduction faite de leur caractère séro-sanguin, effet du dégorgement de l'utérus ! Il y a tout lieu de présumer qu'on leur trouverait, le plus souvent, dans le cas de déviation du lait vers cet organe, les propriétés physiques de cette dernière humeur, déviée heureusement par cette

voie, lorsque les mamelles ne peuvent l'évacuer elles-mêmes.

En effet, pour faire abstraction de l'opinion
si généralement accréditée chez les femmes, qui
prétendent, dans leur langage, *que le lait s'é-*
vade par en haut, s'évade par en bas, n'a-
t-on pas observé que les lochies blanches alter-
nent presque toujours, avec l'augmentation, la
diminution ou la cessation de la sécrétion des
mamelles, et qu'elles sont particulièrement abondantes chez les femmes qui ne nourrissent pas,
quand, toutefois, elles ont ce qu'il faut pour le
faire ?

Cette manière de voir serait loin d'être une
hérésie en fait de doctrine, si l'on admettait avec
MM. FOURNIER-PESCAY et VAIDY, « *que dans*
le cas où la mère ne nourrit pas, quand on
a pris les moyens convenables pour prévenir
la sécrétion du lait, cette substance s'évacue
avec la matière des lochies, ou plutôt qu'elle
est résorbée et portée des vaisseaux lympha-
tiques dans le torrent de la circulation. »
(FIÈVRE DE LAIT, T. 5, page 378, du Dictionnaire des sciences médicales).

Ces MM. ajoutent, à la vérité, que ce point

de doctrine n'est point encore assez suffisamment éclairé.

MM. FOURNIER-PESCAY et VAIDY disent encore : « *que la fièvre de lait se termine, le plus souvent, par une sueur plus ou moins considérable vers la fin de l'accès, par un écoulement abondant et spontané de lait par les mamelles, et dans les complications, par l'augmentation des lochies qui, alors, deviennent semblables à du lait.* (Article cité, page 177).

Il faut avouer que ces lochies, semblables à du lait, auraient bien l'air de confirmer la réalité de ces métastases laiteuses contre lesquelles on se déchaîne beaucoup trop.

Nous pensons, au résultat, que ces diverses espèces de déviations laiteuses sont tout aussi vraisemblables et non moins explicables, que celles des autres humeurs dont les exemples sont si multipliés.

L'illustre PINEL, dont l'autorité est, d'ailleurs, d'un si grand poids, détruit-il entièrement les difficultés qui enveloppent encore cet objet, en admettant, sans développement ultérieur, ce que dit de la prétendue fièvre puerpérale le

Docteur Mercier : (*Essai sur la question*: existe-t-il une fièvre puerpérale?) « *Elle n'est autre chose que les maladies sans nombre qui surviennent aux nouvelles accouchées et qui modifient à l'infini l'état actuel de la femme.* »

Quelque juste que soit ce principe, est-ce donc complétement nous éclairer, puisque rien ne nous prouve que M. le Professeur Pinel attache une véritable importance à la fièvre de lait, qui, pour n'être que le résultat de l'orgasme des seins ou du travail propre à l'allaitement, n'entraîne pas moins avec elle des complications si variées, et quelquefois si funestes; et cette péritonite elle-même, que M. le Professeur Pinel nomme puerpérale, n'est-elle pas le plus souvent la conséquence directe du concensus des mamelles?

N'est-ce pas, précisément, parce que la fluxion ne s'établit pas convenablement sur ces derniers organes, qu'elle se fixe sur le péritoine ou sur la matrice elle-même, abstraction faite de l'état de l'utérus, indépendant, dans quelques cas, de celui des mamelles. Nous ne parlons pas, ici, de tout autre système sur lequel la fluxion pourrait se porter.

Quant à la métastase de cette humeur, elle laisse nécessairement supposer que la sécrétion en a été faite; car, sans elle, on ne pourrait concevoir l'existence de la déviation du fluide qui n'aurait pas été sécrété. Dans ce dernier cas, l'excitation locale qui se trouverait produite, en se déplaçant sur tout autre systême, ne constituerait qu'une métastase d'irritation, bien différente par ses effets, de la métastase d'humeurs qui se lie plus particulièrement aux vices des fluides. Le systême absorbant en devient alors le principal agent, par la transmission dont il se charge. D'un être, pour ainsi dire, simple dans la métastase d'irritation, il se forme, ici, un être complexe, par le conflit des accidens qui résultent, en partie, de l'excitation provocatrice du fluide dévié, déjà altéré ou disposé à s'altérer par sa présence dans des lieux qui lui sont étrangers, ce qui peut rendre en effet le caractère de la maladie difficile à déterminer précisément.

Toutefois, nous ne pensons pas qu'un Médecin de la bonne école puisse trop exclusivement attribuer au lait, lui-même, charrié dans l'organisme, la première cause des maux qui surviennent à la malade. Celui-ci n'est d'abord que l'être passif de la cause dont toute l'activité réside primitivement dans les solides. Ce n'est que secondairement qu'il devient cause morbifique par l'effet, comme nous venons de le dire, de son altération par un séjour prolongé, ou même de sa simple présence dans un lieu qui lui est étranger. Ce n'est pas que le lait ne puisse renfermer, d'ailleurs, ainsi que les autres humeurs, des principes morbifiques, que sa composition ne puisse être viciée indépendamment de l'action des solides, et devenir, par-là, une source de maladies ; mais alors tout l'organisme s'en ressent, l'affection devient générale.

Pourrait-on bien contester la nature morbifique du lait, lorsqu'il est de fait que cette humeur doit nécessairement recevoir l'influence de son organe producteur idiopathiquement ou sympathiquement affecté ?

Quelle que soit la saveur douce du lait, ne peut-il pas devenir une source d'altération secondaire ? Il ne faudrait point admettre, alors, la proposition suivante de M. le Docteur CAPURON, dans le dessein de prouver l'innocuité de la résorption du lait : » *Si la femme avalait son propre lait, ou l'injectait sous forme de lavement, elle n'en aurait point à craindre de pernicieux effets.* » (Ouvrage cité, page 523).

M. CAPURON ignore-t-il que l'estomac et le tube intestinal contractent nécessairement l'habitude d'être impressionnés par les substances qu'on y introduit? Et peut-on leur comparer les autres systèmes ou appareils si susceptibles d'impressions ?

Quelque respect qu'impose le nom de M. le Professeur PINEL, nous serait-il permis, pour éclairer l'opinion que nous émettons, d'être surpris que ce Médecin illustre ne paraisse pas attacher plus d'importance au travail sécrétoire des mamelles, aux accidens qui peuvent en résulter, lorsque l'intervertissement de leur sécrétion peut devenir précisément la source des maux qui ont coutume d'assaillir les femmes après leurs couches ?

Ces accidens, émanés primitivement de l'organe des mamelles, organe consacré à une aussi grande œuvre que l'allaitement, n'auraient-ils donc pas un caractère spécial? Nous le répétons, nous faisons abstraction de ce qui est absolument étranger à cet état.

En passant sous silence l'état des mamelles, dans l'énumération des causes principales des fièvres qui surviennent à la suite des couches,

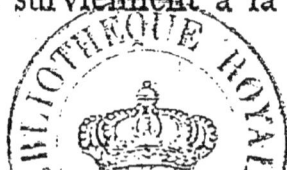

(Fièvre puerpérale, appendice aux fièvres essentielles, page 386), M. le Professeur Pinel ne se met-il pas en opposition avec les Médecins qui ont le plus insisté sur cette espèce de causalité ? Nous entendons parler de Smellie, Levret, Puzos, Astruc, Hamilton, Chambon, Vigarous, tous praticiens recommandables.

Certes, que cet état fébrile symptomatique du travail qui s'opère, et de l'excitation, aussi, que l'accouchement a dû entraîner, dont les conséquences peuvent être si variées, n'est pas chose commune aux femmes prises dans toute autre condition que celle que nous rapportons. Il est le résultat d'un travail fluxionnaire nécessairement établi par la nature, et qui a pour fin l'allaitement. Ce ne sera pas la fièvre puerpérale, terme entièrement vague, mais une fièvre de lait proprement dite, l'expression de l'excitation imprimée au système circulatoire sanguin par le foyer d'action, les mamelles et l'utérus, organes susceptibles des désordres que nous avons signalés plus haut.

Ainsi, la proposition suivante de M. le Professeur Pinel ne peut avoir de valeur que contre la fièvre puerpérale, être entièrement

chimérique, sans qu'on puisse prétendre en faire
l'application à la fièvre de lait, de la réalité de
laquelle on peut d'autant moins douter, qu'elle
se manifeste par des symptômes qui lui sont
spécialement propres; qu'on ne peut rapporter
qu'à la femme, précisément dans la position où
elle se trouve alors, « *s'il existait une fièvre*
des nouvelles accouchées qui n'appartînt qu'à
elles, qui leur fût exclusivement propre, elle
se serait montrée dans tous les temps et dans
tous les lieux, avec les modifications de l'âge,
du climat et du tempérament. » (Article cité).

Dans tous les cas, si l'on tenait au mot puerpéral, il suffirait d'en faire la concession à la
fièvre de lait qui serait ici la véritable fièvre
puerpérale.

Nous n'admettrons, bien entendu, cette dénomination que pour la fièvre de lait simple,
essentielle, abstraction faite des résultats qui
peuvent successivement en dénaturer le caractère, en donnant lieu à des affections de
cause laiteuse non équivoque, ou bien à des
maux qui rentreraient dans le cadre nosogra-
phique ordinaire, ne décélant rien de cette
situation particulière de la femme.

Le traitement y gagnerait dans l'appréciation plus juste de la maladie, en obligeant le Médecin à rapporter le mal à sa véritable source, considération faite de toutes les complications imaginables qui feraient elles-mêmes varier les médications.

Nous avons lu attentivement bien des auteurs qui ont traité, *ex-professo*, de l'objet qui nous occupe, mais nous n'avons rien trouvé, après M. le Docteur CHRÉTIEN, qui nous ait autant satisfait que VIGAROUS.

On pourrait dire qu'il n'est pas de points de cette matière qu'il n'ait traités avec les développemens les plus achevés, les apperçus les plus fins, l'érudition la mieux choisie.

Nous sommes cependant loin de dire, qu'on ne puisse pas lui contester quelques erreurs que les lumières du jour ont rendu évidentes.

Pour un bon esprit qui veut franchement s'éclairer, que d'incertitudes, que de contradictions dans les auteurs mêmes les plus accrédités !

Que ce beau monument élevé à la médecine du 19.ᵉ siècle, le Dictionnaire des sciences médicales, renferme malheureusement encore d'idées contradictoires sur la même matière! Comme si quelques-uns des collaborateurs de ce bel ouvrage, prévenus en faveur de leur manière de voir, paraissaient ignorer ou méconnaître les progrès que l'immortel BICHAT a fait faire à la science, en accordant les Médecins sur des principes généraux auxquels ils devraient se rallier pour marcher à de nouveaux succès.

Après avoir considéré les métastases sous le rapport des émonctoires, nous pouvons très-bien penser, par une induction fort naturelle, à part les concrétions albumineuses, tout-à-fait étrangères au lait, que l'on trouve journellement à la suite des phlegmasies séreuses, que la partie caséeuse, ou tout autre principe du lait, le lait lui-même, peut très-bien être déposé quelquefois dans l'intérieur des organes ou dans les cavités mêmes du système séreux, puisque c'est là que l'exhalation est la plus active par la multiplicité de ses vaisseaux.

Qui pourrait douter un seul instant des facultés extraordinaires d'un système dont les ramifications sont si multipliées, système qui se jouera probablement encore long-temps des explications les plus ingénieuses?

Ce que nous disons relativement aux propriétés des membranes séreuses, au lacis de vaisseaux lymphatiques dont elles sont formées, à
l'absorption manifeste des différentes humeurs,
par cette classe de vaisseaux, est sans doute
pleinement justifié par le résultat des observations particulières de l'immortel Bichat (1), en
faveur desquelles dépose aussi l'autorité de l'illustre Chaussier (2).

En effet, s'il est prouvé que le lait résorbé
peut être évidemment rejeté par les différens

---

(1) ANATOMIE GÉNÉRALE. SYSTÈME SÉREUX, page 519.
» D'après la texture des membranes séreuses, il est évident
que le système lymphatique entre, essentiellement, dans leur
formation, qu'elles ne sont même vraisemblablement qu'un en-
trelacement d'exhalans et d'absorbans, car nous avons vu que
l'organe cellulaire en est un assemblage. Cette assertion est
appuyée sur des preuves directes : 1.° Le fluide des hydropisies
des diverses cavités, varie en densité ou en couleur ; or Mascagny a toujours observé que les lymphatiques de leur voi-
sinage contenaient un fluide exactement analogue ; 2.° deux
cadavres, ayant un épanchement sanguin dans la poitrine, ont
offert au même auteur les absorbans du poumon gorgés de
sang ; 3.° Dans un homme devenu emphisémateux à la suite
d'un empoisonnement, ces vaisseaux étaient distendus par
l'air ; 4.° Injectés dans le bas — ventre ou la poitrine, des
fluides colorés se retrouvent bientôt après dans les lymphatiques voisins avec la même couleur. J'ai répété souvent cette
expérience.

(2) MM. Chaussier et Adelon (art. LYMPHATIQUES, T. 29,
page 268 du Dictionnaire des sciences médicales). M. Magen-

émonctoires, pourquoi les mêmes raisons ne militeraient-elles pas en faveur de son épanche-ment dans les cavités formées particulièrement par les membranes séreuses? L'opinion des Mé-decins qui ont trouvé du véritable lait épanché dans le bas-ventre de quelques femmes nouvelle-ment accouchées, ne serait pas alors à repousser si loin, malgré même les assertions de WALTER.

DIE dit n'avoir jamais vu, dans ses expériences, les vais-seaux lymphatiques se charger de matières étrangères qu'il présentait à l'action absorbante des surfaces; mais ce n'est là qu'une raison négative que ne peuvent réfuter ceux qui ont vu ce fait. HUNTER, par exemple, injecte une eau colorée d'indigo à la surface du péritoine, et voit par suite les lymphatiques de l'abdomen se colorer en bleu. FLANDRIN répète avec succès cette même expérience. MASCAGNY trouve en des animaux qui étaient morts d'hémorragies pulmonaires abdominales, les vaisseaux lymphatiques du poumon et du péritoine pleins de sang. Ce même physiologiste avoue avoir souvent trouvé dans les mêmes vaisseaux lymphatiques, le fluide d'une hydropisie. Il a observé sur lui-même le gonfle-ment des ganglions de l'aîne consécutivement à un bain de pied. M. DES GENETTES dit avoir vu les lymphatiques du foie contenir une lymphe amère, et ceux des reins une lymphe urineuse. SŒMMERING, de même, dit avoir vu de la bile dans les vaisseaux lymphatiques du foie, et du lait dans les lympha-tiques des aisselles. M. DUPUYTRIN enfin, nous a donné l'obser-vation curieuse d'une femme qui avait une énorme tumeur avec suppuration à la partie interne de la cuisse, et chez laquelle les vaisseaux lymphatiques de la peau qui avoisinaient la tumeur et les ganglions de l'aîne étaient pleins d'un liquide qui avait l'opacité, la couleur blanche, la consistance du pus. Que peuvent les faits négatifs de M. MAGENDIE contre tous ces faits positifs ? »

Toutefois ne faudrait-il pas trop généraliser l'existence de cette espèce d'épanchement, qui ne pourrait être réel qu'en partie, et seulement dans certains cas qu'il importerait de déterminer.

Ainsi, le déplacement de la matière laiteuse s'opérant sur la membrane séreuse du bas-ventre par l'effet précurseur d'une fluxion, la péritonite qui en serait la suite, ne devrait-elle pas être confondue avec une simple péritonite inflammatoire, produit d'une cause tout-à-fait différente.

Le caractère propre à chacune de ces deux péritonites, si l'on parvenait à le distinguer, éclairerait, sans doute, utilement, le prognostic du Médecin, dont l'hésitation, en pareil cas, est souvent si manifeste, faute de documens certains.

Il est de fait, par exemple, que beaucoup de Médecins d'un nom recommandable sont d'accord sur la nature particulière des matières contenues dans le bas-ventre des femmes mortes de péritonite puerpérale, comparativement à celle des péritonites ordinaires. Nous pourrions citer, en leur faveur, les doutes que M. le Doc-

teur PORTAL (1) établit lui-même sur un sujet
d'aussi grande contestation.

VIGAROUS et SELLE n'ont-ils pas observé que
la quantité de fluide sécrété par le péritoine
dans la péritonite puerpérale, n'est jamais en
rapport avec le degré d'inflammation qui est
souvent nul, malgré la somme de matière épanchée, qui offre un caractère évidemment lac-
tescent? Cette congestion qui succède, souvent,
si promptement, à l'affaissement subit des mamelles, servirait d'autant mieux à fonder ce
jugement, que la grossesse et l'accouchement

_____

(1) Mémoire de M. le Docteur PORTAL, sur la PÉRITONITE,
Journal universel des sciences médicales, T. 13, page 22. (N° 37,
janvier 1819.) : « Quant aux matières épanchées que l'on
trouve dans le bas-ventre, surtout après les couches laborieu-
ses, j'y eusse probablement compris, il y a quelques années, je ne
dis pas le lait pur, d'après l'opinion générale, mais sachant
que d'habiles médecins et accoucheurs en ont aujourd'hui une
différente, je crois qu'avant d'être adoptée, elle doit être
appuyée sur de nouvelles preuves. On a peine à croire que
les mamelles soient les seuls organes préparatoires, sécrétoires et excrétoires du lait, sans quelque disposition précédente à cette sécrétion opérée dans les fluides dont le lait
provient ou est formé de la part des organes utérins, sur-
tout quand on considère la nature et la quantité des matières
lactiformes qu'on trouve épanchées dans la cavité hypogas-
trique, ou infiltrées dans les parois de la matrice, dans le
tissu des trompes, dans les ovaires et dans le tissu cellulaire
des ligamens utérins qui font partie du péritoine.

disposent plus particulièrement encore le systême séreux de l'abdomen à s'affecter. Les
mamelles et l'utérus sont si disposés à transmettre leur excitation à cette espèce de système;
leurs corrélations sympathiques sont si évidentes !

Si notre propre observation ne nous a pas conduits à vérifier précisément pareil témoignage,
du moins pouvons-nous invoquer celui de M. le
Docteur LALLEMANT (1), un des élèves les plus
distingués de M. DUPUYTRIN. M. LALLEMANT,
actuellement Professeur à la faculté de Montpellier, nous a assuré que les nombreuses ouvertures qu'il a faites ou qu'il a vu faire de
femmes mortes de péritonites puerpérales, lui
ont constamment démontré l'existence d'un
épanchement sensiblement plus considérable
que dans la péritonite ordinaire, où l'on trouve
des concrétions membraniformes, épaisses, con-
sistantes, tandis que le fluide de la première
espèce de péritonite est plus floconneux et moins
adhérent à la membrane séreuse. M. le Docteur
LALLEMANT aurait également remarqué que le
péritoine, dans ce dernier cas, est le plus ordi-

(2) M. le docteur LALLEMANT a bien voulu nous remettre
une note qui consigne ses propres remarques.

nairement d'un blanc mat, et à peine injecté
de quelques stries rouges qui le plus souvent,
même, n'existent pas.

Nous citons d'autant plus volontiers M. le
Professeur LALLEMANT, que ce qu'il nous a noté
par écrit, est le résultat d'observations faites à
l'Hôtel-Dieu, où l'on remarque journellement
encore, que les évacuans prévalent, au commencement de la péritonite puerpérale, sur les
moyens anti-phlogistiques.

C'est, sans doute, parce que M. le Professeur
CHAUSSIER a reconnu l'utilité de ce genre de
dérivation, qu'il continue d'administrer les vo-
mitifs dans le principe de cette maladie.

On a peut-être lieu de penser que STOLL,
SELLE, OSIANDER, DOUBLET et HUFELAND, en
s'astreignant à la méthode évacuante, cherchaient
à favoriser ces évacuations naturelles auxquelles
sont plus particulièrement sujettes les femmes
affectées de péritonite puerpérale, comme si ces
déjections devaient servir, en partie, à l'élimination du lait, dont on aurait lieu de redouter
la rétention.

En disant un mot sur ce genre de traitement
nous n'avons d'autre vue que celle de réveiller

l'attention sur une affection à laquelle on aurait lieu d'attribuer quelque chose de particulier.

Pût-on démêler, enfin, la vérité au milieu des incertitudes qui existent encore, lorsque nous possédons tant de moyens pour nous éclairer définitivement!

Nous avons bien trouvé dans les dissertations de MM. Desserein et Gasc *sur la péritonite puerpérale*, des considérations remarquables, des vues judicieuses sur l'inflammation du péritoine, mais nous doivent-elles paraître rigoureusement exactes, lorsque l'opinion favorite de ces Médecins les entraîne à décider affirmativement que le lait n'est d'aucune influence dans ces sortes d'irritations ?

Dans notre article, *Analyses chimiques*, nous avons démontré combien on pouvait peu compter sur l'analyse que ces Messieurs ont faite de l'humeur péritonéale pour y démêler l'existence du lait.

Mais revenons, précisément à l'opinion que nous avons émise sur la possibilité des effets secondaires du lait, lui – même, sur les séreuses du bas-ventre, en nous appuyant de l'autorité de M. le Docteur BROUSSAIS. Il s'agit, bien entendu, de la péritonite puerpérale.

Pour qu'on ne puisse pas nous accuser d'avoir tronqué ou altéré le langage de M. le Professeur BROUSSAIS, nous le rapporterons, ici, textuellement de son traité DES PHLEGMASIES CHRONIQUES.

Ainsi, établit-il, l'influence des fluides épanchés, du lait lui-même ou du moins de ses élémens : « *Le stimulus des matières épanchées doit concourir, avec l'exaltation de l'action sécrétoire à la production de certaines péritonites. On ne saurait nier qu'une foule de causes ne puisse fermer tout-à-coup les pores exhalans de la matrice et des seins. Quand ce phénomène a lieu, il faut une issue et une prompte issue aux fluides repoussés de leurs vaisseaux excréteurs. Or, si la constriction capillaire qui fait rétrograder le lait et les lochies, est égale dans les tissus de la peau, des reins et de la muqueuse gastrique, n'est-il pas possible que les fluides soient exprimés par les exhalans du péritoine, et qu'une ascite soit ici produite, comme après la suppression de la transpiration, avant que l'action augmentée du péritoine soit portée au degré de la phlogose? Dans ce cas, la péritonite qui se manifeste ensuite, serait l'effet et de la souffrance des exhalans, peu faits pour un pareil fluide, et de l'action irritante d'un corps étranger qui, sitôt extravasé, n'est plus susceptible d'être entièrement résorbé.* » (Ouvrage cité, T. 2, page 489).

Ce fluide répercuté des mamelles vers le péritoine, parce que celui-ci devient le siège de la fluxion, doit être évidemment la matière laiteuse elle-même, puisque c'est la seule sécrétion qui se soit faite, l'humeur gorgeant manifestement les seins, ayant complétement disparu, ainsi que le prouve leur affaissement.

Nous hésitons d'autant moins à en tirer cette conséquence, que M. le docteur BROUSSAIS, en parlant de la matière blanche et lymphatique trouvée en abondance dans les cadavres des femmes mortes accouchées, dit de cette matière : « *Ce n'est pas du lait précisément qu'exhale le péritoine, car aussitôt résorbé, ce fluide n'a plus la même composition, mais ce sont ses élémens, c'est un fluide gélatineux, très-aci-*

défiable qui prédomine dans l'économie, qui doit sans cesse en sortir, et qui est très-propre à irriter la partie sur laquelle il sera déposé. »
(Article cité, page 490).

Cette espèce d'hésitation de la part de M. BROUSSAIS, sur l'existence précise du lait, n'est, je pense, qu'apparente, puisqu'au fait il admet la présence de ses élémens, en reconnaissant, aussi, pour confirmer ce qu'il avance : « *les qualités acides de la sueur des nouvelles accouchées, la prédominance d'une mucosité acide dans les dévoiemens qui leur surviennent, le dépôt de leurs urines ainsi que la nature des suppurations auxquelles elles sont sujettes, et où l'on remarque beaucoup de pus blanc disposé à se décomposer ou à s'acidéfier.* »

Le génie de l'illustre auteur des PHLEGMASIES CHRONIQUES, avait pressenti ce qu'il aurait peut-être bien affirmé, si ses recherches anatomiques se fussent étendues jusqu'aux femmes.

L'analyse scrupuleuse que l'on se hâtera de reprendre de cette humeur, dissipera, nous l'espérons, toute espèce de doute, en justifiant, probablement, notre manière de voir. Bien

entendu qu'on aura égard à la nature de l'épanchement, en distinguant le caractère de la péritonite, pour ne pas se méprendre sur la composition de la matière épanchée.

Il est clair que nous entendons parler de
l'humeur laiteuse déplacée, et non pas de la
sérosité lymphatique que les séreuses exhalent
habituellement lorsqu'elles sont simplement li-
vrées à une excitation ordinaire, ainsi que la
péritonite en offre communément l'exemple
chez la femme elle-même, où la fréquence de
cette maladie est si bien expliquée par le consensus de ce systême avec l'utérus et les mamelles.

Le point de doctrine qui nous occupe mérite bien, pour l'intérêt de l'humanité, qu'on
l'examine, de nouveau, avec plus d'attention
qu'on ne l'a fait, abstraction faite de toute
prévention et de tout système; car c'est avec
des argumens solides que l'on doit convaincre
ou réfuter, et non pas avec les arguties spé-
cieuses de la dispute ou les traits piquans de
la plaisanterie.

Ce principe posé, nous nous inquiétons peu
du malin sarcasme que M. le Docteur RENAU-
DIN (*Erreurs médicales du Dictionnaire des*

sciences médicales) lance contre les médecins qui, par cela même qu'ils croyent aux métastases laiteuses, lui paraissent « *complices des malades, soit par intérêt, soit par préjugé ou par indifférence.* »

Tout s'expliquait, autrefois, par l'humorisme. Eh bien ! l'exclusion donnée, aujourd'hui, à cette doctrine, parce qu'au nombre de ses erreurs nous ne voulons pas y reconnaître une vérité, nous fait donner dans un autre systême que nous portons également à l'extrême sans nous rappeler qu'Horace a dit : In vitium ducit culpæ fuga, si caret arte.

» *Tel enthousiaste du solidisme*, dit M. le Docteur Chaumeton, *déclame sans raison comme sans mesure contre les humoristes auxquels il prodigue les épithètes d'ignorans, de radoteurs. Cependant* Bichat, *qui appartient à l'école moderne et qui ne radote pas, dit positivement qu'il faut chercher dans le vice des humeurs la cause de diverses maladies. Gardez-vous bien de prononcer, devant ces réformateurs sans mission, le nom de métastase laiteuse, vous seriez honnis comme*

entachés de vieux et de ridicules préjugés. »
(Journal universel des sciences médicales,
T. 13, p. 53, janvier 1819. Notice sur l'état
de la médecine en Italie, 2.ᵉ voyage, art. 3).

Toujours extrèmes dans notre manière de
voir, nous devenons semblables à ces vieillards
méfians qui, pour avoir été trompés, ne veulent
plus croire à rien, ou, par opiniâtreté, em-
brassent une autre idée dont ils ne veulent plus
se départir.

Convaincus, d'ailleurs, de l'initiative que les
solides ont presque toujours dans les opérations
de la vie, méconnaîtrions-nous la part active
qu'y prennent consécutivement les fluides ani-
més à leur manière, ainsi que le répète l'immortel Bichat !

Les fluides n'auraient-ils donc pas une action
réciproque sur les solides ?

Tout ne conspire-t-il pas dans l'organisme
aux phénomènes qui se renouvellent sous mille
formes ? Pourrait-on nier que ces mêmes phénomènes n'empruntassent rien aux lois de la
mécanique, toujours indépendante, il est vrai,
de celles de la vitalité ?

Eh qui s'opposerait donc à ce qu'une humeur fût déviée, dans tous les sens, au moyen
des vaisseaux lymphatiques, lorsqu'une fluxion
ou un mode particulier d'altération vitale l'atti-
rerait quelque part? Qui s'opposerait, encore, à
ce qu'un fluide tel qu'il fût, par sa seule présence
dans un lieu qui ne lui serait pas naturellement
affecté, s'altérât ou pût agir de manière à devenir, lui-même, une cause de maladie, indépendamment de toute altération primitive des solides qui pourrait vicier les fluides, ou bien
intervertir leur marche?

En rejetant, contre toute vérité, les métastases humorales comme contraires aux lois de la
médecine, ainsi qu'on voudrait le faire, il ne resterait plus qu'à contester l'existence des fluxions
dont la doctrine est si judicieusement développée
par le célèbre BARTHÈS, d'après HIPPOCRATE lui-
même.

M. le Docteur RENAUDIN (article FLUXIONS
du Dictionnaire des sciences médicales), au
lieu d'appuyer cette belle doctrine de toute son
autorité, devait-il chercher à en saper les fonde-
mens, parce qu'elle expliquerait, trop simplement, la plupart des phénomènes pathologiques?

Eh! c'est précisément parce que ce système est simple et facile, qu'il se rapproche le plus de la nature.

Faut-il tant de principes généraux pour expliquer la multitude des symptômes? Un principe bien généralisé pourrait être comparé, en quelque sorte, à une source forte et vigoureuse d'où découlerait une infinité de canaux dont il suffirait de régler l'origine pour en déterminer le cours.

Puisse la médecine se simplifier tellement dans sa doctrine, que ses règles en deviennent populaires pour le plus grand soulagement de l'humanité !

CINQUIEME ARTICLE.

FAITS à l'appui de notre observation.

Pour ne laisser aucune prise aux doutes qu'on chercherait à élever contre notre observation, nous consacrerons cette partie de notre Mémoire à une somme de faits analogues à ceux qui nous sont propres.

Heureux de citer les autorités les plus respectables en faveur d'une vérité aussi incontestable que celle que nous désirons démontrer, nous aurons probablement contribué à triompher d'oppositions contraires à l'établissement d'une doctrine désormais inséparable de la vraie médecine.

C'est, sans doute, faute de s'entendre, d'observer les choses sous leur véritable point de vue, qu'il paraît si difficile d'entrer en conciliation.

Après avoir acquis tant de lumières, libres,

comme nous le sommes, de préjugés, éclairés
par une saine philosophie, devrions-nous encore obéir à des préventions si nuisibles aux
véritables intérêts de la science? Et tel est cependant l'empire de celles-ci, que des hommes
du plus grand mérite y sont encore en but!
Aveuglement d'autant plus fâcheux, que pareille
autorité est toujours invoquée par les fauteurs
des opinions que l'on veut faire valoir : aussi
certaines doctrines prévalent-elles souvent au
préjudice de la thérapeutique la plus rationnelle.

La doctrine opposée aux métastases humorales en est certainement une preuve, si nous
établissons leur existence sur des faits bien constatés, dussent-ils faire exception à l'ordre ordinaire des choses.

Nous pourrions citer à l'appui des métastases
le raisonnement de l'illustre physiologiste Dumas,
sans admettre, toutefois, l'explication qu'il donne
des déviations humorales : « *Pourquoi ne pas
admettre*, dit-il, *que les humeurs puissent se
développer subitement par l'effet d'une combinaison spontanée dans un lieu où les élémens sont rassemblés? Quelle raison de croire
ce développement impossible, si nous avons des*

*faits qui nous en constatent la réalité? Et doit-
on nier gratuitement des faits bien observés,
plutôt que de renfermer dans les bornes d'une
sage restriction, l'idée de la formation des
humeurs par la seule action des organes
sécrétoires. »* (Principes de physiologie des
sécrétions, T. 18, chap. 3, page 477 (1).

Malgré l'étrangeté même de l'explication que
Dumas donne de ces phénomènes, qu'au résultat il reconnaît aussi bien que nous, il est clair
qu'il se récrie contre l'incrédulité des Médecins
qui se refusent à admettre des faits qui, pour être
rares, n'en sont pas moins de toute évidence.

---

(1) Cette opinion paradoxale qui n'établit pas moins la présence de la même humeur dans tous nos tissus, dans toutes
les voies excrétoires pour en débarrasser l'organisme, s'appuie-
rait d'une autre opinion de Bichat, à-peu-près analogue, que
nous devons rapporter, afin qu'elle ne serve pas d'argument
contre nous, si, par elle, on voulait contester les métastases
humorales : *La même glande, sans changer de tissu*, dit Bichat, *en changeant seulement de modifications dans ses forces
vitales, peut être la source de fluides différens. Je crois même
que cela peut aller au point que le sein, par une sensibilité
analogue à celle du foie, sépare la bile en nature. Pourquoi
ne le sécréterait-il pas, comme il sépare d'autres fluides si
différens du sein ?* (Système glandulaire, page 631, édition de M. Mingault.)

On a, sans doute, lieu d'être surpris d'une pareille proposition qui tendrait à isoler les propriétés vitales de la matière
organique, en leur attribuant, exclusivement, la faculté d'im-

Ne veulent-ils pas, d'ailleurs, ainsi que nous l'avons dit, qu'il n'y ait précisément de faits véritables que ceux qu'expliquent les systêmes qu'ils ont reconnus ou admis; comme si des cas imprévus n'infirmaient pas, tous les jours, la généralisation trop absolue de ces systêmes que la précipitation de notre jugement rend si souvent incomplète?

« *Cette fureur de tout généraliser*, dit M. le Docteur GASTELLIER (CONTROVERSES MÉDICALES), *a donné naissance dans tous les genres à un nombre infini de systêmes et d'erreurs*

---

pressionner les solides de manière à faire sécréter la même humeur par quel organe que ce fût, sans égard à la destination particulière de celui-ci.

Si la sensibilité organique faisait tout, à quoi servirait donc cette variété de tissus et d'organes? Qu'aurait eu besoin la nature de varier autant la texture des différens systêmes ou des organes?

Au total, nous aimons à le redire, ces deux modes d'explications, qui prouvent évidemment que les meilleurs esprits peuvent errer, justifient positivement, d'une autre part, la réalité de cet état pathologique qu'il n'est plus même possible de mettre en question, tant les phénomènes qu'exposent ces deux habiles physiologistes sont identiques avec ceux que nous avons observés.

Indépendamment de toutes ces explications, tout se réduit donc, à dire, que telle ou telle humeur, le lait ou le pus, par exemple, peut être rejeté par un émonctoire quelconque, ou bien indifféremment rassemblé dans les interstices de quel systême que ce soit.

qui se contredisent sans cesse. Selon nos gens
à systémes, un homme de génie pris parmi
eux, voit tout d'un coup-d'œil, et toutes les
lois de la nature sont subordonnées à la science
qui bouleverse tout. »

Doutons, au surplus, si les preuves ne sont
pas irréfragables; mais nier avec opiniâtreté,
c'est s'abuser soi-même ou chercher à abuser
les autres.

Ces considérations établies, nous allons exposer, de suite, les faits que nous avons recueillis
dans les écrits des Médecins dont l'autorité est
la moins contestable. Seulement, pour ne pas
les multiplier indéfiniment, nous en excepterons
ceux qui se trouvent consignés dans SOEMMERING
(*de morbis vasorum absorbentium : Pars pa-*
thologica), ouvrage qui renferme le plus de
preuves réunies à l'appui de la question en faveur des métastases.

Son travail est trop connu pour qu'il ne soit
pas facile d'y recourir.

Il doit nous suffire d'y ajouter les témoignages que nous avons acquis pour compléter les
siens. Toutes les espèces de métastases humo-

rales confirmant le même principe, nous aurons le droit d'en déduire les mêmes conséquences, par les divers exemples que nous avons à citer.

Nous citerons, en conséquence, les propres observations d'Ambroise Paré, de Lanfranc, Haller, Hunter, Selle, Stoll, Lorry, Bordeu, Mascagny, Walter, Meckel, Daarwin, Leclerc, Dumas, Lorentz, Smellie, Saunders, Assalini, Assolant, Ernikshank, Buttner, Zeviani, Marangoni, Hufeland, Balmes, Marchelli de Gênes, Chatelain, Chapotain, Portal, Alibert, Nysten, Dupuytrin, Charmeil père, et Capiomont.

Pour le lait, nous signalerons particulièrement Smellie, Vigarous, Selle, Haller, Bordeu, Lorry, Leclerc, Dumas, Meckel, Walter, Balmes, Balthazar, Assolant, Alibert, Portal, Gastellier, Hufeland, Lens, Chatelain, Chapotain, Petit, Reydelet, Marchelli de Gênes.

Smellie (*Observations sur les accouchemens*), a observé que des selles claires, mêlées de lait qui s'est coagulé dans les intestins, font souvent disparaître la turgescence des mamelles des femmes qui cherchent à faire passer leur lait.

HALLER (*Élémens de physiologie*, tome 7, pages 12, 23), dit avoir trouvé, plusieurs fois, du lait dans des ulcères survenus à des femmes dont les seins étaient gorgés de lait.

LECLERC (*Histoire naturelle de l'homme malade*), a été témoin du vomissement d'une grande quantité de matières laiteuses très-fermentées, par suite de suppression de lait et de lochies, trois jours après les couches.

DAARWIN (*Zoonomie*, T. 1.er, *mouvemens rétrogrades*, section 20, page 592), dont on révoquerait à tort l'autorité, a vu, le deuxième jour des couches, une violente diarrhée véritablement laiteuse, cesser spontanément. Pendant toute sa durée, elle intervertit tellement l'action des mamelles, qu'elles ne rendaient plus une goutte de lait.

Le Docteur HUFELAND, dont la célébrité est justement établie, a soigné une jeune femme qui a long-temps rendu des crachats et des selles évidemment laiteuses, à la suite d'une suppression de lait, qui avait également donné lieu à plusieurs apostêmes de matière vérifiée laiteuse. (*Réflexions sur les métastases de lait et sur la fièvre puerpérale*, par le Doteur Hufeland, page 50, 4.ᵉ observation du T. 1.ᵉʳ *des archives de l'art des accouchemens, recueillies dans la littérature médicale étrangère par* Schwerghaenser).

Le Docteur Balmes, Médecin au Puy, immédiatement après une suppression de lait et de lochies, a vu rendre des selles laiteuses, ainsi qu'un gros kiste également rempli de matière semblable à du lait. (*Fièvre hectique laiteuse pendant laquelle furent rendues des hydatides par les selles et le vomissement*).

Le Docteur Assolant, Médecin à la Vallade, a observé une évacuation copieuse de matières évidemment laiteuses, par l'effet de légers purgatifs administrés dans une suppression de lait et de lochies. (*Observation sur la fièvre puerpérale et sur les engorgemens laiteux*).

Si l'on pouvait douter du caractère particulier de la croûte de lait, nous citerions, à ce sujet, les propres expressions de M. le Docteur Alibert. (*Croûte de lait*, du Dictionnaire des sciences médicales, tome 7, page 500). On sait si M. Alibert mérite d'être cité comme autorité en fait de maladies de la peau. « *Cette éruption*, dit cet habile Médecin, *s'opère sur la peau par de très-petites vésicules, d'où suinte une humeur ichoreuse, d'une couleur blanche, quelquefois grisâtre. Cette humeur se condense et se concrète en écailles squammeuses ou furfuracées, qui ne ressemblent pas mal aux feuilles roussâtres que forme le lait desséché, lorsqu'il est exposé longtemps dans un vase à l'action du feu. La croûte de lait est humide et abondante; elle a une odeur fade et nauséabonde, assez analogue à celle du fromage aigri.* »

BOURDON a vu, dans sa pratique, une jeune femme rendre alternativement du lait par les seins et par de petites pustules qui lui venaient à la cuisse, au pubis et sur les grandes lèvres. Ces pustules ont été remplacées par une sueur laiteuse fixée à la cuisse malade. (*Journal des savans*, juin 1684).

MARCHELLI, de Gênes (*Memor. della societ. med. d'emulazione*, T. 2, page 71), a donné ses soins à une femme qui eut un dépôt à la jambe, dont il tira un fluide reconnu laiteux, à l'analyse qui en fut faite. Cette congestion était le résultat d'une suppression subite de lait.

Nous avons dit plus haut que M. le Docteur HUFELAND avait également vu succéder un pareil dépôt à diverses évacuations laiteuses.

Le Docteur BALTHASAR (*Observation sur une métastase de lait*), a soigné une nourrice, d'un abcès à la jambe qui rendait, par intervalle, une matière caractérisée laiteuse. Elle fut guérie par le sévrage de son enfant. (*Journal de médecine année* 1787, T. 75, page 44).

VICAROUS (*Maladies des femmes, fièvre puerpérale*, T. 2, p. 394); — BORDEU (*Œuvres complètes, édit. de Richerand*, T. 2, p. 956); — LORRY (*de præcipuis morborum mutationibus*, p. 247); — le Docteur ALIBERT (*Annales de chimie*); — le Docteur CHATELAIN (*Bulletin de la société de médecine d'émulation*, n.º 11), produisent des exemples qui leur sont propres, d'urines laiteuses, exemples qu'on ne peut raisonnablement désavouer ; ce qui vient parfaitement appuyer les faits que nous donnons nous-mêmes, et que nous garantissons.

Bien entendu, que nous n'admettons pas en notre faveur, les cas cités par M. CHAPOTAIN (*Topographie de l'Isle de France*, 1812), et VURZER (*Journal de physique, février* 1812).

Le premier ne produit rien à son avantage, puisque l'urine de la jeune créole citée, n'a donné, à l'analyse, que de la fibrine, de la gélatine et de l'albumine.

L'urine laiteuse analysée par M. VURZER n'offre pas un meilleur témoignage, puisqu'on ne peut pas supposer que l'urine d'un homme ait pu donner du véritable caséum ainsi qu'on le dit.

Le Docteur HARLES, *observation sur une ascite lactée, d'une des mamelles*, rapporte le fait d'une juive, à l'une des mamelles de laquelle il survint un énorme dépôt indolent, à la suite de la suppression du lait qui remplissait abondamment ses seins, et qui n'avait été évacué par aucune voie. La tumeur ouverte à sa partie la plus déclive, par une simple ponction, donna six pintes d'un liquide pourvu de tous les caractères physiques et chimiques du lait. (*Annales générales de médecine d'Altembourg. Bibliothèque médicale*, T. 35, page 237).

Le Docteur GARDIEN (*Traité des maladies des femmes*), cite un exemple qui lui est propre d'une fistule formée au sein à la suite d'un petit apostême, qui rendait de temps à autre du véritable lait.

RICHTER (*Chirurgie*), avait déjà produit un exemple d'un dépôt laiteux à la mamelle.

Sans établir une corrélation parfaite entre ces derniers faits et celui du Docteur HARLES, il nous semble cependant, qu'ils ont assez de ressemblance pour que nous puissions en tirer les mêmes conséquences.

Le fait rapporté par M. HARLES, prouve surtout bien évidemment que les stases de lait, dans le tissu cellulaire des seins, ont la plus grande conformité avec celles qui se forment partout ailleurs. Nous opposerait-on que la disparité de siège de ces tumeurs impliquerait contradiction à la similitude d'effets, la formation de ces dépôts étant également le résultat de la suppression du lait, le tissu cellulaire devenant aussi le foyer de la collection? Les déviations ne peuvent-elles pas avoir lieu, par le même mécanisme, de près comme de loin, lorsque les mêmes dispositions s'y trouvent?

Pour écarter toute idée de métastases, suffirait-il de dire, ainsi que MM. GARDIEN, (*maladies des femmes en couches*), MURAT et GASC, (article PUERPÉRAL du Dictionnaire des sciences médicales) que la rupture des vaisseaux galactophores a pu seule produire l'épanchement dans les mamelles? Et notez que MM. Murat et Gasc, qui ignoraient l'observation du Docteur Harles, ne parlent encore, au sujet de l'observation du Docteur Gardien, que de simples stries de lait. Que diraient-ils donc de l'ascite laiteuse du Docteur Harles? Ne serait-elle encore que le produit de la rupture d'un seul vaisseau lactifère, ou bien ne faudrait-il pas supposer le déchirement d'une multitude de ces vaisseaux pour expliquer l'existence d'un foyer de six pintes d'humeur véritablement laiteuse.

L'explication, nous l'avouerons, paraîtrait bien mécanique dans un temps où l'exhalation a constitué ses droits, fondés, d'une part, sur la texture organique, de l'autre, sur les propriétés particulières que la vie lui a départies, l'existence des vaisseaux galactophores n'étant rien moins encore que prouvée.

Mais tel est l'effet de la prévention, qu'elle nous aveugle au point d'attester des faits controuvés, ou de nier ceux qu'on lui oppose quand ils ne peuvent entrer dans ses vues!

Les contradictions qui s'accumulent chez des

Médecins de l'école moderne, relativement à un objet qu'ils eussent moins contesté, s'ils ne se fussent pas laissé prévenir ou s'ils eussent mieux approfondi les choses, nous déterminent, pour confirmer les preuves que nous donnons des métastases, à opposer précisément quelques-uns de ces Médecins à eux-mêmes.

C'est revenir, à la vérité, sur ce que nous avons déjà dit en partie, mais du moins, réunissons ici des faits dont le rapprochement est entièrement à notre avantage.

MM. Murat et Gasc (article PUERPÉRAL, T. 46, page 103, du *Dictionnaire des sciences médicales*), donnent comme caractère propre à la péritonite puerpérale dont ils consacrent l'espèce, *des selles d'une odeur fade et aigre, de consistance peu liée, de couleur d'un blanc jaunâtre, des urines louches, à sédiment d'abord filandreux, qui se précipitent en forme de masse d'un blanc mat.*

- Page 12 (article cité), ils disent également que le lait chez les femmes qui ne peuvent pas nourrir, passe par le torrent de la circulation pour être éliminé *sous forme de sueurs, d'urines, etc.*, témoignages que ces Messieurs fortifient de citations qu'ils font, sans les révoquer en doute, des observations de DOUBLET, de LEPELLETIER et de PAJOL de Castres.

L'observation de DOUBLET, est relative à des urines blanches qui succédèrent à un dépôt formé vers la région iliaque après une suppression de lait.

Celle de LEPELLETIER concerne une paracentèse qui, également à la suite d'une couche, produisit six pintes de liquide blanchâtre.

Une autre de PAJOL de Castres, fait mention d'un apostème sur le bas-ventre, qui, dans pareille situation, fournit une verrée de matière sero-laiteuse.

M. le Docteur GARDIEN, ainsi que nous l'avons déjà dit, a-t-il moins avoué ces sortes de lochies qui, d'après ses propres expressions, *ont une couleur blanchâtre qui tache le linge, à-peu-près comme on le voit dans ceux qui recouvrent les seins des accouchées lorsque le lait coule en abondance?*

N'admet-il pas aussi *des sueurs à odeur aigre*, *l'hypostase blanchâtre et filandreuse des urines*, *les dévoiemens avec des caillots blanchâtres?*

MM. FOURNIER-PESCAY et BÉGIN (article NOUR-

RICE, Dictionnaire des sciences médic., p. 295),
n'ont point hésité de dire que le lait, ainsi que
l'urine et la bile, *pouvaient se répandre dans
les tissus où leur couleur et leur odeur les
font reconnaître.*

MM. FOURNIER-PESCAY et VAIDY, (FIÈVRE DE
LAIT, page 378, article FIÈVRE, du Dictionnaire
des sciences médicales), sont bien près de penser
que le lait s'évacue avec la matière des lochies.

Nous citerons finalement, en faveur de l'opinion que nous émettons nous-mêmes, le témoignage du Docteur BROUSSAIS, que nous avons
déjà rapporté.

Dans son traité des PHLEGMASIES CHRONIQUES,
T. 2, page 490, ce grand observateur dit positivement que l'exhalation qui résulte du péritoine
dans la péritonite puerpérale, suite de la suppression du lait, contient les élémens de cette
humeur; qu'elle a tout le caractère d'un fluide
gélatineux très-acidifiable.

L'opinion que M. BROUSSAIS émet sur l'existence des métastases, dans la doctrine qu'il pro-
fesse, ajoute d'autant plus à ce qu'il dit de la
péritonite puerpérale, sans qu'il soit un seul instant en opposition avec lui-même.

Nous nous sommes déjà expliqués, ailleurs, sur l'erreur dans laquelle on peut tomber, en confondant le caséum pur avec l'albumine, en conséquence de la parfaite analogie qui existe entre ces deux matières.

On serait alors dispensé de donner foi à ce fait observé par MM. ALIBERT, PORTAL et GASTELLIER, d'une jeune fille de neuf ans dont le flux leucorrhéique a produit du caséum à l'analyse.

Nous sommes conduits par là, à opposer les mêmes difficultés à MM. DUPUYTRIN, GASC et DESSEREIN (*Dissertations sur la maladie des femmes en couche, connue sous le nom de* FIÈVRE PUERPÉRALE, *par* GASC, DESSEREIN, 1812), en leur contestant qu'ils n'aient pu attester que l'existence de l'albumine dans l'humeur de toutes les péritonites puerpérales qu'ils ont analysées, comme si d'une analyse aussi incomplète que celle qu'ils ont faite, on devait en déduire l'impossibilité de la présence du lait dans quelques cas de cette dernière espèce de maladie.

HERMBSTARDT, habilé chimiste allemand, avait depuis longtemps reconnu dans quelques-unes des humeurs provenant des péritonites puerpérales, que lui avait fait analyser SELLE, une matière grasse, butireuse, mêlée de flocons blanchâtres qui avaient les plus grands rapports avec des caillots de lait, notamment par l'odeur aigre qui s'en exhalait.

Le tome IV (page 186 du *Journal complémentaire du Dictionnaire des sciences médicales*), rapporte qu'on a trouvé une substance évidemment grasse dans la matière concrète d'une humeur lactescente contenue dans le péritoine d'une vache morte après avoir fait son veau. Cette matière déposerait-elle en faveur de la possibilité d'une résorption de lait? Toutefois, nous ne pensons pas que M. JOUN, auteur de l'analyse, puisse être autorisé à dire que cette substance est plutôt le produit de l'organisation altérée, que celui de la matière laiteuse résorbée?

Continuons par les propres assertions de MM. les Docteurs PETIT et LENS.

On se rappellera, aisément, les citations que nous avons faites du Docteur PETIT dans le premier article de notre Mémoire. Il est ici question d'une opinion trop évidemment contradictoire à celle qu'il avait avancée d'abord, pour que nous ne rapportions pas, à ce sujet, le propre langage de l'auteur qui désavoue, par cela même, ce qu'il avait dit contre les métastases laiteuses. Le paragraphe est extrait de l'article Dépôt du Dictionnaire des sciences médicales, page 460 :

« *Si ce n'est pas le lait qui produit les maladies laiteuses, à quelle cause faut-il donc les rapporter? Pourquoi différencieraient-elles jusqu'à un certain point des maladies analogues qui surviennent à toute autre époque de la vie? Pourquoi, surtout, dans celles de ces maladies qui sont accompagnées ou se terminent par un épanchement ou une collection de liquide, la matière qui forme cet épanchement ou cette collection humorale, a-t-elle, sinon dans la plupart des cas, du moins dans un assez grand nombre, une si grande analogie avec le lait, que l'analyse le plus soigneusement faite, y a quelquefois démontré plusieurs des principes constitutifs de cette humeur ?*

D'une autre part, voici textuellement les expressions du Docteur Lens, relativement aux urines laiteuses : (*Bibliothèque médicale*, septembre 1817. *Notice sur une urine particulière*, page 730.) » *L'étude d es urines laiteu* ses ou *lactiformes* ne doit pas être séparée de celle des autres fluides de l'économie animale, que l'on a vu quelquefois revêtir l'aspect du lait, ou même en posséder toutes les propriétés physiques et chimiques. Elle se lie également à la doctrine des déviations et des métastases. »

Nous nous dispenserons de recourir à l'article MÉTASTASE du Dictionnaire des sciences médicales, par le Docteur REYDELET. Il abonde trop en notre sens pour que cette simple mention ne suffise pas à notre cause.

Nous eussions seulement désiré que le choix de ses exemples de métastases, eût toujours été sévère. On pourrait, sans doute, lui contester que la jeune femme créole, dont il cite l'observation, due à M. CORVISART, ait succombé à une métastase laiteuse par l'effet d'une suppression de lait, parce que son cadavre a présenté une pleuro-péripneumonie. (*Métastase laiteuse*, Dictionn. des sciences médicales, T. 33, p. 92).

M. le Docteur GASTELLIER (*Maladies aiguës des femmes en couche*), en rapportant les choses les plus vraies, les plus favorables à la doctrine des métastases laiteuses, diminue malheureusement aussi dans quelques cas, la confiance que l'on devrait naturellement accorder à des faits, que des invraisemblances viennent ensuite ébranler.

Combien nous aurions à déplorer ces contradictions apparentes, si une juste appréciation de choses ne venait, enfin, démêler la vérité de l'erreur !

Ces exemples remarquables de métastases laiteuses, qu'un pyrrhonisme insoutenable pourrait seul contredire, reçoivent, d'ailleurs, leur confirmation de la multiplicité attestée des déviations humorales de toute espèce.

L'analogie devant être ici particulièrement consultée, qu'on nous permette de citer des exemples de métastases d'une autre nature que celle qui est l'objet de notre observation. Nous les puiserons aux sources les moins contestables.

Occupons-nous, d'abord, des métastases purulentes. Un cas bien remarquable, qui s'est précisément offert à mon père et à nous, nous donne le moyen de confirmer l'existence de cette espèce de métastase, à l'appui de laquelle nous en ajouterons d'autres. Ainsi, aurons-nous encore recours à notre propre expérience. Puisse-t-elle contribuer à entraîner la conviction !

Pour préparer le lecteur à l'exposition du fait qui nous concerne, nous emprunterons d'abord, à *l'anatomie pathologique* du Docteur CRUVEIL-HIER, un cas qui met, en toute évidence, la ré-sorption du pus, en masse, par les vaisseaux lym-phatiques, résorption que l'on contestera d'autant moins, que l'ouverture du cadavre a été faite sous les yeux de M. le Professeur DUPUYTRIN.

Semblable chose avait déjà été observé par SOEMMERING, WALTER, ASSALINI, SAUNDERS, CRUISKSHANCK, MASCAGNI, MUKEL, etc.

Nous transcrirons les expressions mêmes du Docteur CRUVEILHIER (*Anatomie pathologique, transformations, produits organiques.* T. 2, page 200).

Il est question d'une énorme tumeur, située à la partie supérieure et interne de la cuisse, se prolongeant dans le bassin : *M. le Professeur DUPUYTRIN fit l'ouverture du cadavre en pré-sence de MM. ASSELIN et PETIT, médecins à l'Hôtel-Dieu, et d'un grand nombre d'élèves. A peine eut-il divisé la peau dans une cer-taine étendue, qu'il vit se former des points blancs sur l'une et l'autre lèvre de l'incision. Surpris de ce phénomène, il dissèque, avec le* plus grand soin , la peau qui recouvre la tumeur, et voit le tissu cellulaire entassé, parcouru par des lignes blanchâtres, dont quelques-unes étaient grosses comme des plumes de corbeau. Ces lignes étaient évidemment des vaisseaux absorbans. En effet, lorsqu'on poussait le liquide depuis l'origine de ces vaisseaux jusqu'au corps lymphatique, on n'éprouvait aucun obstacle ; mais la dirigeait-on en sens inverse, aussitôt se manifestaient des nodosités, séparées par des enfoncemens circulaires qui répondaient aux valvules, et le liquide ne pouvait pas circuler. Les corps lymphatiques étaient aussi bien injectés par le pus, qu'ils l'auraient été par le mercure, dans les préparations les plus délicates. C'était du véritable pus, il en avait l'opacité, la couleur blanche et la consistance. Les vaisseaux lymphatiques, poursuivis au-dessus de la tumeur jusques dans le bassin, étaient remplis de pus jusqu'auprès des corps lymphatiques de la région lombaire ; mais ces corps lymphatiques et le canal thorachique n'en présentaient aucune trace. »

Cette observation, recueillie à l'Hôtel-Dieu, en 1810, met hors de doute, dit M. CRUVEILHIER, l'absorption du pus soupçonnée de-

puis longtemps, mais jamais aussi bien dé-
montrée. »

Après l'exposition d'un fait aussi positif, on
peut facilement croire à la possibilité de celui
qui nous est propre, et que nous allons immédiatement rapporter.

II.ᵉ *Observation de métastase qui nous est propre, confirmée par l'analyse chimique.*

Il s'agit d'un chef de bataillon, blessé, en
1797, aux lignes de Wissembourg, actuellement chanoine de la Cathédrale de Metz.

M. Potot, pendant le cours d'une fracture
très-grave à la cuisse, avait eu plusieurs apostè-
mes qui n'avaient rien offert de particulier, lorsqu'un jour un dépôt tout formé nous présenta
un exemple remarquable de résorption évidente.

Mon père, alors Chirurgien en chef de l'hôpital militaire d'instruction de cette ville, allait
un matin en faire l'ouverture, quand, avant
de lever l'appareil, le blessé mit, sous nos yeux,
son pot de chambre dans lequel il avait uriné,
pendant la nuit, une assez grande quantité de
matière absolument semblable à du pus. Nous ne
songions point encore à en préjuger, bien que
le blessé n'éprouvât plus de douleurs vers le lieu

où devait se trouver le foyer, lorsqu'en découvrant la partie malade, nous ne trouvâmes plus de collection. Que devions-nous en conclure? Le phénomène nous parut trop évident pour ne pas rester convaincus d'une véritable métastase de pus, déviée sur les voies urinaires dont le malade ne s'était jamais plaint.

La résorption nous paraissant manifeste, nous songeâmes de suite à l'analyse chimique, pour en conclure définitivement.

En conséquence, le peu de pus qui restait de l'abcès, dont nous fîmes à dessein même l'ouverture, fut soigneusement recueilli et comparé à la matière purulente urinée: ils avaient tous deux les mêmes propriétés physiques.

Produits à l'analyse de feu ALEXANDRE, Pharmacien de deuxième classe à l'hôpital militaire de Metz, tous les caractères du pus y ont été reconnus; plus, dans la matière pissée, les principes propres à l'urine.

Des urines ordinaires, assez limpides, avaient de suite succédé, comme si rien n'était, à cette espèce d'humeurs.

Rappelons d'autres cas de métastase purulente, sans omettre ceux surtout qu'une longue expérience a fournis à notre illustre Paré.

Le Médecin en chef d'armées, feu le Docteur Lorentz, a donné deux observations qui lui sont propres, l'une d'un abcès considérable à l'aisselle, dont la résolution parfaite dans une nuit, a été immédiatement suivie de selles évidemment purulentes; l'autre d'un vomissement de pus à pleine bouche, à la disparition également subite d'un apostème au bras, qui était en parfaite maturité comme le premier. (*Mémoire sur les métastases*, T. 5, page 500, du Journal de médecine, rédigé par De Horne).

M. Gastellier a vu un dépôt à la jambe, prêt à s'ouvrir, disparaître tout-à-coup, et s'accompagner, en même temps, de vomissemens et de selles purulentes. Toute apparence de dépôt n'existait plus. L'idée d'une opération redoutée produisit ce phénomène. (*Journal de médecine de* MM. Corvisart, Leroux *et* Boyer. Pluviôse, an XI).

On trouve dans la bibliothèque germanique (T. 5, page 145, article Métastase), le fait suivant: « Ernckshank *a vu un crachement de pus chez un homme qui avait une fistule à*

l'anus. Ce crachement cessa aussitôt que la
fistule fut guérie par l'opération. »

De HAEN, HOFFMANN et KIRKLAND parlent de
plusieurs cas semblables.

BUTTNER, à Berlin, s'est assuré que des selles
purulentes avaient succédé, à plusieurs reprises, à la suppression d'une suppuration abondante d'un abcès à la main. Ce mouvement
immédiatement alternatif était manifeste. (*Ob-*
servations d'une métastase purulente. Biblio-
thèque médicale).

BELLOSTE (*le Chirurgien d'hôpital*, chap. 11,
page 366), fait aussi mention d'un cas remarquable de métastase de pus par les selles, qui
offre à-peu-près les mêmes circonstances que
celles de l'observation de PARÉ, que nous rapportons plus bas.

Un coup de feu à l'avant-bras se compliqua
d'un apostème considérable dont l'humeur parut entièrement résorbée comme on se disposait
à l'ouvrir. « *Ce bénéfice imprévu* dit BELLOSTE,
engagea M. MALINAS, *l'un des Chirurgiens-*
majors de l'armée d'Italie et maître chirur-
gien à Lyon, très-habile de son métier, à vi-
siter immédiatement le bassin du blessé dans
lequel la véritable matière de l'abcès se trouva

sans aucun mélange, que d'un peu d'excré-
mens qui n'étaient nullement confondus avec
le pus, et à mesure qu'il s'engendrait un nouvel amas de matières dans le membre indis-
posé, il se faisait peu-à-peu de nouvelles
évacuations de pus par les selles : enfin les
plaies guérirent et la diarrhée cessa, n'ayant
plus de cause pour l'entretenir. »

SCULRET a soigné, d'un empyème, un de ses
parens (*affinis meus*), qui rendait alternativement du pus par la plaie faite à la poitrine,
ainsi que par les voies urinaires, sans que celles-
ci fussent aucunement affectées. « *Materiâ partim per vulnus, partim per vias urinarias
expurgata. (Armamentarium chirurgicum,
part. secund., observ.* 52, *p.* 70, *franco-
furti).* »

Dans d'autres cas d'empyème, il parle de métastase par l'expectoration. (Ouvrage cité, pages
70, 78, 84).

VOLPI, vit disparaître tout-à-coup une collection purulente, placée sous le muscle sacro-
fémoral par le pissement d'un kilogramme d'un
liquide évidemment purulent.

M. le Docteur CAPIOMONT, Chirurgien principal des armées, actuellement Chirurgien-major

à l'école d'artillerie et du génie de Metz, a adressé au *Conseil de santé*, l'observation d'un bubon en pleïne maturité, à la résorption subite duquel succéda aussitôt l'éjection d'une urine tout-à-fait purulente, sans qu'il y ait eu la moindre affection des voies urinaires.

L'officier de l'école, sujet de l'observation, fut tellement surpris de son accident, qu'il appela plusieurs de ses camarades pour être témoins d'un cas aussi extraordinaire.

HUNTER (*Traité des maladies vénériennes*), cite un cas assez évident de résorption. « *J'ai vu à Lisbonne*, dit cet auteur, *un officier qui avait un bubon en pleine suppuration et sur le point de s'ouvrir ; la peau était mince et enflammée, on y sentait une fluctuation manifeste ; je me proposais de l'ouvrir, mais comme le malade devait s'embarquer le lendemain pour l'Angleterre, je crus à propos de différer cette opération. On mit à la voile : dès qu'il fut à bord, la mer devint bientôt si houleuse et le temps si mauvais qu'on ne put lui rien faire. Il eut le mal de mer et vomit beaucoup, et lorsque les accidens se calmèrent, il se trouva que le bubon était entièrement disparu.*

Nous terminerons les citations relatives à cette espèce de métastases, par deux autres faits consignés dans les œuvres de notre illustre Paré.

Malgré les préjugés de son temps, il est difficile de se refuser à une assertion aussi respectable que la sienne. En dépit des détracteurs de la doctrine des métastases, les deux observations que Paré rapporte, doivent contribuer, sans doute, à confirmer l'existence de ces déviations humorales, contre la vérité desquelles la prévention seule pourrait encore s'élever.

Les deux observations données à ce sujet, par Paré, attestent des vomissemens et des selles de matières évidemment purulentes, rendues à plusieurs reprises, par l'effet de la résorption de pus contenu dans de véritables foyers.

Au dire de cet illustre observateur, l'un des cas qu'il cite a eu pour témoins Houlier, Docteur régent de la faculté de Paris, Germain Chevet et maître Rasse, Chirurgiens distingués.

L'opinion de Paré sur cette espèce de métastase, est si remarquable, et en même temps si judicieuse pour le siècle où il vivait, qu'on nous saura gré de rapporter son propre langage.

Il s'agit de l'observation qui fut à la connaissance du Docteur HOULIER, *Œuvres* d'AMBROISE PARÉ, 17.ᵉ *livre, de plusieurs opérations de chirurgie. Discours de l'autheur, du sang et pus qui peuuent estre euacuez par les veines, chap.* 51*, page* 639.

« *Maistre* RASSE *disait qu'il était impossible que la boüe* (le pus) *peust prendre un si lög chemin pour estre évacuée : joint qu'elle ne pouuait passer par les veines sans qu'elle ne fust meslée auec le sang, et partant qu'elle pouuait plustost venir du mezetere ou des intestins, et non du bras, ou de quelque autre pars. Je disais au contraire qu'elle venait du bras à raison que lorsque ses ulcères jettoyent grande quantité de sanie, il n'en sortait nullement par en bas.*

M. HOULIER *estait de mon party, disant que les anciës auoÿët laissé par escrit telle chose se pouuoir faire : et ce qui nous mettrait d'accord, serait que lorsque le dit de la Croix serait mort, qu'on regardast en son*

corps s'il y avait quelque aposthème ou ulcère.
Il mourut et fis ouuerture de son corps en
la présence des susdits : et ayant regardé et
examiné toutes les parties internes, ne fust
trouué aucun lieu d'où la boüe (le pus)
pouuait sortir; dont fust coclu de tous, que
ladite boüe procédait du bras, estat vacuée
par les selles et urines, adioustant que telle
chose n'estait pas impossible, parce que nostre
corps est confluxible et transpirable. »

Que répondre raisonnablement aux réflexions
de Paré ? Nous pensons qu'il a convenablement réfuté l'opinion de ceux qui attribuent,
dans pareil cas, l'éjection du pus, hors des
voies excrétoires, à des altérations organiques
formées précisément vers l'émonctoire d'où part
l'humeur rejetée, sans tenir compte du pus évidemment résorbé dans l'endroit où siège le mal
principal. Ainsi donc, la rapidité avec laquelle
se fait la résorption et l'excrétion de l'humeur résorbée, la difficulté même qu'il y aurait à croire
que celle-ci passât en aussi peu de temps par tout
le torrent de la circulation du sang, ne suffi-
raient-elles pas pour ébranler, du moins, les
objections que l'on voudrait faire contre la doctrine que Paré soutient avec tant de raison, et
que de nombreuses observations justifient ?

Cette manière si naturelle d'envisager un phénomène, que tant de Médecins rendent presque
inconcevable par le vague de leurs explications,
justifie bien le jugement qu'a porté, sur ce grand
Chirurgien, l'auteur d'un ouvrage remarquable,
intitulé : Recherches critiques et historiques
sur la chirurgie en France. « *Il porta dans
son art*, dit-il de Paré, *le goût de la simplicité qui va droit aux principes, qui les abrège,
qui ouvre des routes faciles. Véritablement
né pour le vrai, il le démêlait souvent parmi
tout ce qui le déguisait ou le cachait aux
autres.* »

En effet, ses œuvres entières ne cessent de
déposer en faveur de cette assertion que l'expérience confirme chaque jour en son honneur.

Pour infirmer l'existence des métastases purulentes, notamment, nous ne pensons pas qu'on
vienne nous opposer ce raisonnement que MM.
Fournier-Pescay et Bégin (article Nourrice,
page 298, du Dictionn. des sciences médicales),
réduisent en expression abrégée d'un des points
de la doctrine du Docteur Broussais: « *Lorsqu'une irritation se développe dans une partie
du corps, toutes les autres parties tendent
dès-lors à devenir le siège d'une irritation*

semblable qui y produira les mêmes altéra-
tions, et qui donnera naissance aux mêmes
produits. »

Cette généralisation qui exprime, selon M.
Broussais, cette tendance que tous les tissus ont
à l'imitation, principe que MM. Fournier-
Pascay et Bégin sembleraient présenter contre
notre opinion, n'est sans doute applicable, et
c'est ainsi que l'entend probablement M. le Docteur Broussais, qu'à ces irritations entièrement
indépendantes de cet état pathologique qui entraîne la résorption d'une humeur sécrétée.

Le mot imitation que M. le Professeur Broussais emploie pour rendre cette similitude de
mouvemens et de produits communiqués à tous
les tissus, ne pourrait donc être relatif qu'aux
altérations vitales ou organiques des systêmes
généraux qui, partageant la même texture, four-
nissent les mêmes produits, parce que les propriétés vitales y sont également modifiées.

C'est ainsi qu'une irritation traumatique pouvant se déplacer sur une autre partie d'organisation également cellulaire, y déterminerait
les mêmes produits de sécrétion que ceux qui

existaient dans le premier lieu d'où s'est déplacée la fluxion. Il n'y aura conséquemment point, ici, de métastase d'humeurs, puisque, des deux parts, la même humeur pourrait être également produite.

Dans le même tissu, il n'y aurait donc métastase de pus, que si les vaisseaux lymphatiques n'avaient évidemment charrié le fluide que par suite d'un déplacement de fluxion qui n'aurait pas donné le temps au dernier siège de produire lui-même la matière qui s'y trouve tout-à-coup déposée, disparition manifeste de celle qu'offrait le siège primitif du mal.

La suppuration d'une plaie quelconque est arrêtée : une phlegmasie interne se déclare, dira-t-on que celle-ci est la conséquence rigoureuse du déplacement du pus? non ; on raisonnerait mal, parce que, généralement parlant, on ne peut concevoir ici que l'existence d'une métastase d'irritation, à moins, cependant, que le pus déplacé en masse, ne puisse être charrié dans l'organe qui est devenu le dernier siège de la fluxion, et déterminer des accidens successifs par la résorption successive elle-même de la matière résorbée, ainsi que le prouve bien évi-

demment les observations de Paré, de Belloste, et autres.

Il est entendu que cette résorption suppose
une disposition particulière dans le systême, ou
l'organe qui le reçoit, pour que des accidens
plus ou moins graves puissent se développer,
joint à ce que l'humeur déviée peut y apporter
par son caractère plus ou moins vicié, ainsi que
par la durée de sa présence.

C'est donc parce que MM. Fournier-Pescay
et Bégin, ainsi que bien d'autres, ne veulent voir
que la métastase d'*irritation*, sans chercher à
concevoir celle d'humeurs, qu'ils en ont argué
contre des faits que notre propre observation
nous fait attester nous-mêmes.

Il est clair, comme nous l'avons déjà dit,
que cette loi d'imitation ne fera jamais qu'une
humeur quelconque épanchée quelque part, le
lait par exemple, puisse être le produit d'un
systême autre que celui de l'organe destiné à
sa sécrétion, et M. Broussais ne l'a point entendu autrement dans ces sortes de cas. Sa pensée a été forcée, son opinion mal interprêtée;
n'a sans doute voulu rapporter cette loi d'i-

mitation qu'à la tendance des solides à se com-
muniquer des altérations organiques de la même
nature, quelque soit la différence des systêmes.
C'est ainsi, par exemple, que le cancer est trans-
missible à tous les genres de tissus.

Ce serait également à tort, nous le répétons,
que l'on se prévaudrait contre nous, de ce principe évidemment faux de BICHAT, erreur qui
lui est échappée, qu'il suffit des modifications
des forces vitales pour produire, hors de l'organe destiné à telle ou telle sécrétion, une humeur semblable à celle qu'il est particulièrement
destiné à sécréter, supposition faite que la sensibilité devienne partout ailleurs analogue à celle
de l'organe.

Les propriétés vitales pourraient-elles être
indépendantes de la matière organique? n'en
sont-elles pas, au contraire, le produit rigoureux? L'exécution de telle ou telle fonction ne
suppose-t-elle pas, nécessairement, l'état particulier de la texture?

En consignant ce qui est relatif aux métastases de pus, nous ne pouvons omettre de citer
l'article PYOGÉNIE du *Dictionnaire des sciences*

médicales, par le Docteur G. B. MONTFALCON.
L'autorité de ce Dictionnaire nous en impose
l'obligation.

Si M. MONTFALCON partage l'opinion la plus
généralement reçue contre les métastases d'humeurs, comment peut-il avouer le fait d'anatomie pathologique que nous avons cité du Professeur DUPUYTRIN, en admettant, toujours au
préalable, l'existence de l'inflammation, sans
laquelle il ne peut concevoir la présence du pus
où il se trouve en dernier lieu.

Que M. MONTFALCON s'explique donc avec
moins d'équivoque. Prétend-t-il dire que cette
métastase est réelle, mais qu'elle suppose seulement l'occasion de l'inflammation ou simplement de l'irritation de la partie où elle s'établit;
ou bien veut-il que le pus, s'il n'entend parler
que de cette espèce de métastase, ne soit que le
produit du dernier système irrité. Comment ex-
pliquerait-il, dans ce dernier cas, le fait du
Professeur DUPUYTRIN !

La condition expresse de la nécessité de l'inflammation préalable, à moins qu'on ne parle
que de l'irritation précisément convenable pour
déterminer la métastase, ne nous paraîtrait pas

motivée, puisque dans les exemples des selles et des urines purulentes que M. MONTFALCON cite de BELLOSTE, de SCULRET et de VOLPI, (p. 327, article cité), ces déjections n'existent que momentanément, sans qu'il y ait eu le moindre signe d'affection vers les intestins et la vessie, ainsi que notre propre observation et celles de PARÉ le constatent évidemment.

On se rappelle que PARÉ prouva positivement, par l'autopsie cadavérique, que les selles purulentes de l'individu dont il transmet l'histoire, n'étaient aucunement le résultat d'ulcérations, ou d'une phlegmasie intestinale, état pathologique qu'on avait cru devoir lui opposer pour expliquer la nature de cette sorte de déjection qui, comme dans l'observation de BELLOSTE, coïncidait avec les alternatives de suppuration du membre blessé.

———

L'obligation que nous nous sommes imposée de rappeller les faits les plus remarquables de métastases humorales, à cause de leur parfaite analogie avec ceux que nous devons à notre propre expérience, nous détermine à compléter l'énumération que nous venons de faire, par plu-

sieurs autres exemples relatifs à des humeurs différentes : ce qui généralise conséquemment le
principe de l'existence des métastases. Le nombre et l'autorité de nos preuves sont, sans doute,
incontestables. Nous citerons, successivement,
des exemples de métastases d'urine et de bile.

HALLER cite un cas de vomissement d'urine
qui lui a été garanti par le Docteur KONIG,
Médecin à l'hôpital de Berne. « *Laweria illa
olim per suum morbum notissima aliquoties
urinam vomitu reddidit.* » (ELEMENTA PHY-
SIOL. 22, page 371).

LORRY dit en toutes lettres : « *Nullus alius
humor adeò evidentem efficit metaptosim atque
urina, qua ubi retenta fuerit, nausea, vomi-
tuque hominem ita afficit, imò sudor ipse pro-
licetur urinam redolens.* (DE PRÆCIPUIS MOR-
BORUM MUTATIONIBUS ET CONVERSIONIBUS, p. 209,
HALLE EDENTE).

DUMAS, convaincu qu'il n'y a pas d'organes
sécrétoires qui n'aient évacué des humeurs de
toutes espèces, parle de personnes qui ont rendu, par les selles, des matières sensiblement
chargées d'urine, pendant qu'elles ne rendaient pas une seule goutte de cette humeur par

les voies urinaires. Ce célèbre physiologiste cite d'autres cas d'urines rejetées par les organes de la salive, des narines, des poumons, etc. (*Principes de physiologie*, T. 4, sect. 3, page 542).

Feu le Docteur NYSTEN dont on ne peut contester l'autorité, fournit, de sa propre expérience, l'observation d'une demoiselle qui vomit, plusieurs fois, de l'urine, à la suite d'une rétention de cette humeur. Il donne la preuve de ce qu'il avance dans l'analyse qu'il a faite de cette matière vomie dans laquelle il a évidemment trouvé de l'urée.

Il avait également reconnu ce principe immédiat des animaux dans la sérosité de l'abdomen des hydropiques dont les urines étaient supprimées.

On se gardera de confondre ce fait avec celui que NYSTEN désavoue lui-même, parce qu'il avait été la dupe d'une femme artificieuse qui, à l'hospice de la Charité à Paris, avait simulé un voimissement d'urines et de matières fécales qu'elle avalait à l'inçu de tout le monde. Cette histoire n'a conséquemment aucun rapport avec le fait qu'il affirme en ces termes : « *La personne chez laquelle, il a été observé* (le vomissement) *et dont j'ai analysé les matières vomies, est, par sa naissance et ses vertus, au-dessus de tout soupçon ; elle compte dans sa famille plusieurs Médecins très-connus, et a toujours vécu au milieu de ses parens, dont elle recevait les soins les plus assidus.* » (NOTE ADDITIONNELLE DE SES RECHERCHES DE PHYSIOLOGIE ET DE CHIMIE PATHOLOGIQUE).

Nous nous rappelons très-bien nous-mêmes d'avoir entendu citer, en plein amphithéâtre, à feu M. le Professeur BURDET, le cas d'une femme hystérique qui, en sa présence, vomit de l'urine à différentes reprises.

ZEVIANI fournit l'observation dé pareil vomissement par suite d'affection des voies urinaires : (*Memorie di matematica e fisica*, T. 6, p. 93, *Verona* 1792). La traduction de cette observation a été publiée par le Docteur BELLOT, (*nouveau journal de médecine*, T. 5, p. 197).

A l'appui de ces faits, nous citerons le témoignage de BOERHAAVE, qui trouva de l'urine dans les ventricules du cerveau. (*Prælect.* T. 3, page 315); celui du célèbre Chirurgien LAN-FRANC qui, lui-même, eut des vomissemens d'urine, par l'effet d'un calcul. (*Kœnig lithogen hum. sp.* page 26).

Mais revenons à notre illustre PARÉ, pour achever de convaincre les Médecins qui douteraient encore des faits que nous venons d'exposer. Nous citerons textuellement les expressions de cet habile homme, dont la véracité n'a jamais été contestée. « *L'urine peust estre jettée par vomissemens, ce que j'ai vu plusieurs fois quand les pores vretères sont bouschez, ou la vessie et verge gangrenez. Véritablement, j'ai veu à un corps mort, veu des pores vretères de grosseur d'un doigt pleins d'une matière gypseuse, et en l'autre y auoir une pierre qui estait à descendre dans les reins, en sorte que l'urine ne pouuait couler en la uessie, et regorgeait en haut. Le patient, deux jours deuant que mourir, vomissait et jettait son urine par la bouche.* » (Article cité, pag. 639).

Nous joindrons, finalement, à toutes les preuves que nous venons de donner, le résultat de la propre expérience de l'illustre STOLL. La citation textuelle que nous allons faire d'un passage de son *ratio medendi*, est la confirmation rigoureuse de l'existence des méastases Il s'agit des métastases de bile, non pas à l'état de diffusion comme dans la jaunisse, mais en masse ou en foyer dans une des parties du corps. (PARS TERTIA RATIO-NIS MEDENDI, sect. V. DE MORBIS QUIBUSDAM SYSTEMATIS HEPATICI). « *Contigit aliquoties,* *metastases biliosas videre, seu bilis dilutis-* *simæ collectionem confestam. Latex biliosas* *e tumentis brachii tela cellulosa profluens,* *a depositione fuerat ipsius bilis resorptæ, et* *ad brachium delata.*

Ejusdem biliosi humoris varias posse mi- *grationes esse, et ad diversas deferri partes,* *ratione probatur et experientia.* »

M. le Docteur FISSELBRAND, Chirurgien-major de hussards, nous a dit avoir bien observé de la véritable bile dans un petit apostème qui s'était formé sur l'épaule d'un homme, à la suite d'un ictère. La formation de ce dépôt avait heureusement terminé cette maladie.

Les exemples que nous venons de donner, de la présence en masse des humeurs résorbées dans l'interstice de nos tissus, convaincront peut-être bien les Médecins qui, tout en admettant la diffusion dans l'organisme des différentes humeurs, se refusent à croire que ces mêmes fluides puissent également se rassembler en foyer.

Sans doute, que le plus souvent l'organisation trouve le moyen de s'en débarrasser ou de les éliminer par une voie plus facile, celle des excrétions ; mais où serait la difficulté de croire que ces humeurs épanchées en masse dans l'intervalle des tissus, pussent y produire des irritations par l'effet même de leur simple déplacement dans des lieux qui ne sont point accoutumés à les recevoir, fussent-elles les plus douces des humeurs ?

Nous le répétons, ces sortes d'épanchemens doivent être rares d'après l'ordre régulier des choses ; mais ils n'en sont pas moins vrais, et, d'ailleurs, de toute vraisemblance.

SIXIEME ET DERNIER ARTICLE.

COROLLAIRES déduits de notre observation sur les MÉTASTASES LAITEUSES.

I. Le lait une fois sécrété et gorgeant les mamelles, peut être refoulé à l'intérieur par une cause qui déplacerait la fluxion fixée d'abord sur ces organes.

II. L'affaissement des seins succédant tout-à-coup à leur engorgement évidemment laiteux, l'humeur laiteuse peut se dévier vers l'émonctoire extérieur que sa susceptibilité naturelle ou morbifique dispose le plus à cette action.

III. Si le lait refoulé à l'intérieur ne se dirigeait pas vers un des émonctoires, il pourrait se porter vers le système ou l'organe qui deviendrait accidentellement le siége de la fluxion, à moins que le fluide résorbé ne fût immédiatement transmis dans tout l'organisme; ce qui entraînerait, d'abord, une sur-excitation générale, dont l'effet serait relatif aux dispositions particulières du sujet, et aux circonstances dans lesquelles il se trouverait.

IV. Les membranes séreuses étant formées d'un lacis lymphatique, et d'ailleurs très-susceptibles d'influences sympathiques, on conçoit qu'elles peuvent être disposées à recevoir l'humeur laiteuse subitement déplacée des mamelles. La présence de ce liquide dans un système qui lui est étranger, sa décompostion successive, expliquent naturellement les lésions vitales ou organiques qui peuvent en résulter.

V. Le péritoine étant, dans une partie de son étendue, contigu à l'utérus dont les rapports sympathiques sont si marqués avec les mamelles, c'est aussi la séreuse le plus ordinairement affectée.

VI. Les différens degrés de densité du péritoine, variant à raison de sa situation dans la même cavité, on pourrait facilement concevoir l'affection quelquefois exclusive de l'une ou l'autre portion du péritoine proprement dit, ou de l'épiploon, par exemple ; ce qui expliquerait assez l'opinion d'Ossiander, qui, ayant été plus souvent dans le cas d'observer la lésion de ce dernier organe, qualifie de fièvre d'épiploon ce qu'on a coutume d'appeler vaguement fièvre puerpérale.

BICHAT dit, page 523, système séreux de son anatomie générale, « *que les portions diverses des membranes séreuses ne sont point organisées de même ; que l'épiploon ne ressemble point au péritoine, et que la portion intestinale du péritoine est beaucoup plus fine que la portion hépatique, etc.* »

Page 524, « *souvent le péritoine est malade en totalité, que l'épiploon reste intact et réciproquement.* »

VII. L'exhalation et l'absorption étant les deux facultés dominantes de ce système, il n'est point étonnant que le travail sécrétoire des mamelles ait une influence marquée sur lui.

Par l'effet du concours d'action des organes sécrétoires, les systêmes glanduleux et séreux doivent avoir la plus grande corrélation entr'eux.

VIII. M. le Docteur GASTELLIER aurait tort d'inférer la rareté de lésion du péritoine de son insensibilité aux irritations qui résultent de son pincement ou de son tiraillement dans l'étranglement des hernies abdominales, ou bien de la distension de cette membrane dans la grossesse.

A la vérité, la hernie étranglée s'accompagne assez rarement de la péritonite, à moins de dispositions particulières, d'influence atmosphérique ou d'un contact irritant de trop longue durée.

Si le vénérable Docteur GASTELLIER n'avait pas perdu de vue le précepte qu'il nous a donné sur le grand inconvénient de trop généraliser les idées, il n'aurait pas exclusivement déduit pareille conséquence ; il aurait tenu compte des actions sympathiques et matérielles dans l'état donné où se trouve la femme.

Pour concevoir l'existence de la péritonite, il suffit donc d'admettre les causes qui altèrent spécialement les fonctions des membranes séreuses.

Pendant notre séjour à Paris, l'hiver 1816, M. le Professeur DUPUYTRIN redoutait l'opération de la hernie, parce que la constitution de l'air disposait facilement à l'inflammation du péritoine. Du moins cette opération, par cette cause même, avait-elle alors des suites fâcheuses.

A l'autopsie cadavérique des opérés, on trouvait le péritoine généralement enflammé, sérieu-
sement altéré, sans qu'on pût rien trop attribuer
à l'étranglement lui-même auquel on avait remédié. A cette époque, les femmes en couche
étaient très-exposées à la péritonite.

IX. Le très-petit nombre de vaisseaux sanguins qui entrent dans la composition des membranes séreuses, et qui sont pour ainsi dire étrangers à leur structure, ne peut exclure l'existence
de la phlegmasie de ce systême. Les communi-
cations qui existent entre le systême artériel et
les membranes séreuses, au moyen des exhalans,
suffisent bien pour la développer.

C'est alors que la distension du systême séreux produit les plus vives douleurs; effet propre
à tous les tissus de nature serrée et fibreuse.

Il est vrai de dire que le caractère particulièrement lymphatique de ce systême, détermine souvent des phlegmasies lentes que
BICHAT (page 517, *Systême séreux*, *Anatomie générale*), conseille de ranger dans une
classe autre que celle des phlegmasies.

X. La déviation du lait peut s'opérer sur

tous les systêmes qui, pour être lésés consécutivement par la présence du fluide dévié, ou à son occasion, ne rentrent pas moins, par la nature de leurs affections, dans le cadre commun des maladies. La dénomination *puerpérale* que l'on devrait ajouter pour désigner la cause ou le principe du mal, aurait le mérite de donner son étiologie.

Cette cause ne peut être méconnue sans que cela soit préjudiciable à la malade.

Nous ne voyons pas alors pourquoi il n'y aurait pas, aussi bien qu'une péritonite puerpérale, une pleurésie, une péripneumonie ou une phthisie de même espèce. Tous les organes seraient nécessairement dans ce cas, à raison des dispositions particulières du sujet.

Devrait-on être étonné qu'une seule cause pût produire des effets aussi variés? La difficulté serait sans doute de la déterminer, pour ne pas se méprendre sous le rapport du mode thérapeutique.

XI. La déviation du lait est toujours le produit d'une cause qui déplace le point fluxionnaire, en obligeant le lait accumulé dans son

organe naturel à se dévier, par voie de résorption, vers le lieu où la fluxion s'est établie, au
préjudice de l'organe où elle devait exister.

XII. La métastase laiteuse, nous l'avons déjà
dit, suppose l'existence du fluide qui, gorgeant
bien évidemment les mamelles, disparaîtrait
tout-à-coup pour être porté dans la circulation
générale, dans une cavité intérieure, dans l'interstice des tissus, ou bien vers une des voies
extérieures. Il faut bien alors qu'il y ait résorption. Il faudrait, toutefois, que l'émission du
lait, par un des émonctoires naturels, coïncidât
avec l'engorgement évidemment laiteux des seins
qui devraient nécessairement s'affaisser pendant
l'évacuation.

XIII. S'il n'y avait pas de lait sécrété et accumulé, et que cependant la fluxion, manifestement établie sur les seins, disparût de suite, les
accidens subséquens ne pourraient être attribués
qu'à la métastase d'irritation, rapportée à tout
l'organisme ou à un système en particulier.

XIV. Si la métastase d'irritation s'opérait sur
le péritoine, système très-susceptible d'influence,
il y aurait péritonite ordinaire.

Si les facultés sécrétoires se trouvaient particulièrement affectées, et que l'exhalation l'emportât sensiblement sur l'inhalation, il y aurait accumulation de simple sérosité.

Une phlegmasie chronique, ou toute autre espèce de dégénération, pourrait être sans qu'on pût l'attribuer en rien à l'humeur laiteuse qui n'aurait point existé.

XV. L'affection fréquente du péritoine n'exclut pas celle des viscères abdominaux qui peuvent y participer, ou bien être seuls affectés, à raison de leurs rapports naturels ou accidentels avec les mamelles ou l'utérus.

L'état morbifique d'un organe ne peut-il pas développer toutes sortes de sympathies ?

L'attention ayant été plus particulièrement dirigée sur la péritonite, aurait-on cru la remarquer plus souvent qu'elle n'existe en effet, ainsi qu'on accorde peut-être trop aujourd'hui à l'existence des gastrites ?

Comment des médecins, y compris LIETAUD, auraient-ils méconnu l'existence fréquente de la péritonite, en la confondant avec les diverses phlegmasies du bas-ventre, qu'ils ont souvent signalées, si elle avait toujours existé aussi exclusivement aux autres phlegmasies?

Certes, on ne peut en contester l'existence; mais elle est moins fréquente qu'on ne le pense encore généralement, malgré la tendance des membranes séreuses à s'affecter dans les circonstances données.

C'est de sa propre expérience que M. le Docteur GASTELLIER s'étaye pour en déduire la fréquence moindre de la péritonite, qu'il ne considère, d'ailleurs, que comme consécutive (1).

XVI. La péritonite peut tirer sa source de deux causes différentes. Elle peut dépendre d'une simple cause d'irritation bornée au système sanguin ou lymphatique, ou bien résulter de l'humeur laiteuse qui, attirée dans les lymphatiques du péritoine, deviendrait elle-même, secondairement, une cause d'irritation par l'effet

_____

(1) M. PORTAL conclut d'un mémoire qu'il a donné sur la péritonite, que l'inflammation de cette membrane, ou la péritonite, comme on la nomme aujourd'hui, n'est pas plus une maladie distincte de celle des autres viscères abdominaux, que la frénésie ne l'est de l'inflammation du cerveau, et que la pleurésie ne l'est de celle des poumons. *Journal des sciences médicales*, n.° 37, janvier 1819, mémoire déjà cité.

de sa décomposition et de sa présence dans un lieu qui ne lui est pas naturellement destiné.

M. le Docteur Broussais admet, lui-même, l'existence de la seconde cause, dont les accidens doivent nécessairement différer de la première.

XVII. L'acuité de la première espèce de péritonite devrait faire préjuger la nature séro-albumineuse de l'épanchement.

Il n'y aurait plus qu'à distinguer le liquide résultant de la péritonite chronique par simple épanchement lymphatique, de celui qui résulterait de la métastase laiteuse, espèce de métastase qui constituerait une véritable péritonite puerpérale, ayant des signes particuliers et son mode spécial de traitement.

On saurait alors à quoi s'en tenir, et l'on ne contesterait peut-être pas plus à Doulcet l'efficacité de sa méthode dérivative, que l'on ne rejeterait, d'autre part, l'utilité de la méthode émolliente et déplétive, à moins d'indications imprévues.

C'est peut-être bien à la difficulté d'établir

cette différence, qu'est due cette grande divergence d'opinions parmi les Médecins les plus
célèbres, indépendamment des préventions de
chacun; car nous ne sommes guères disposés
à voir que ce qui nous intéresse plus particulièrement.

Nous avons chacun nos idées favorites; et ce
n'est pas sans raison que FONTENELLE a dit, si
ingénieusement, qu'un curé croit voir dans la
lune le clocher de son village, tandis qu'un
amoureux s'imagine y trouver deux amans qui
s'inclinent l'un vers l'autre.

XVIII. Certes, que l'autorité de MM. SWIL-
GUÉ, WALTER, DESSEREIN et DUPUYTRIN, qui
ont analysé le fluide épanché dans les péritonites à la suite des couches, est fort respectable; mais nous n'en émettrons pas moins le
vœu, pour dissiper toute incertitude, que l'a-
nalyse de ce fluide soit faite de nouveau avec
la plus scrupuleuse attention, et dans le cas,
sur-tout, où l'on pourrait présumer la métastase
laiteuse dans le bas-ventre.

Nous ne doutons pas cependant que la péritonite, proprement dite laiteuse, ne soit aussi
rare, pour le moins, que les déjections de lait

dont nous rapportons un bel exemple , exception faite des lochies blanches , déviation qui s'opère habituellement.

XIX. Si l'existence des métastases laiteuses est reconnue ; s'il reste évident que le lait puisse être résorbé , charrié au-dehors par les émonctoires naturels , nous ne voyons pas ce qui s'opposerait à ce que ce même fluide fût déposé à l'intérieur , dans l'interstice des tissus , dans le foyer des membranes séreuses , dernier système d'organes où l'action sécrétoire est si développée aux dépens même des autres facultés vitales.

XX. Ce qui arrive au péritoine peut très-bien survenir à tous les systêmes et appareils de l'organisme.

Qu'on soit donc moins étonné du caractère particulier des maladies qui surviennent aux femmes à la suite des couches, affections quelquefois d'autant plus graves , que la susceptibilité nerveuse de ce sexe est encore plus activée par l'impressionnabilité, plus ou moins exquise des mamelles et de l'utérus.

XXI. L'état fibrile de la femme en couche n'est , sans doute , que l'effet de l'action com-

muniquée, par l'organe souffrant, au centre de
la circulation. Dans la marche la plus ordinaire
des choses, il doit résulter du travail des mamelles pour la sécrétion du lait.

Cet état fibrile est déterminé aussi en partie,
par le consensus de la matrice, dont l'orgasme
va décroissant à mesure que le sujet s'éloigne du
premier moment de l'accouchement.

Cette fièvre est, proprement dite, une fièvre
de sécrétion, une fièvre de lait, véritable fièvre
puerpérale, qui se complique diversement, à
laquelle succède, suivant les cas, des affections
de toute espèce, à raison de l'organe affecté, ou
de l'altération générale des propriétés vitales.

XXII. Il est clair que la fièvre après les couches, peut être étrangère, aussi, à l'état des
mamelles, quoiqu'elle soit le plus ordinairement le produit de leur irritation. Ainsi, le travail sécrétoire pouvant être arrêté par une cause
particulière, il peut en résulter des maux ac-
compagnés d'une autre série de symptômes, provenant des diverses influences sympathiques ou
des fluxions qui auraient été mises en jeu dans
tel ou tel systême ou appareil de la vie.

Au résultat, l'état puerpéral de la femme n'est pas plus à méconnaître, pour le succès du traitement, que l'existence de la syphilis, du scrofule, etc., dans l'intérêt de ceux qui sont atteints de ces maladies.

La situation de la malade dont nous avons rapporté l'observation, en est une preuve sans réplique; puisqu'un traitement contraire à la maladie avait tellement aggravé ses maux, qu'elle succombait indubitablement si nous n'eussions suivi la bonne route.

Son accouchement à terme, l'allaitement de son enfant, en faisant rentrer toutes les choses dans l'ordre, sont la preuve la plus complète, la plus évidente du triomphe de l'art, lorsqu'on suit les véritables indications de la nature.

———

Nous désirons que ces espèces de corollaires que nous établissons comme le résumé de la situation dans laquelle s'est trouvée la malade, et, par suite, de l'opinion que nous avons acquise sur ces sortes d'affections, soient appréciés convenablement.

Nous réclamons, toutefois, l'indulgence que nos efforts ont méritée, en assurant, d'ailleurs, aux honorables auteurs des articles que nous avons critiqués, que nous n'avons eu d'autre but que l'intérêt de la science, mûs par notre propre conviction, l'esprit libre de toute espèce de contradictions injurieuses, aussi déplacées pour l'écrivain qui s'en sert, que condamnables relativement à celui qui en est l'objet.

Nous aimons à le dire, il ne nous serait jamais arrivé d'émettre, avec quelque liberté, nos ré-flexions sur la manière de voir du célèbre pro-fesseur, M. PINEL, au sujet de ce qui nous occupe, si la noblesse que l'on doit naturelle-ment attribuer à son caractère, ne supposait l'in-dulgence que nous réclamons de sa part. Son titre de Médecin philosophe donne la mesure de tout ce que l'on doit attendre de son amour pour la vérité, aux dépens même de son amour-propre. Comme le philosophe de Genève, n'a-t-il pas pris pour devise : *Vitam impendere vero* ?

Nous nous sommes seulement permis d'ap-porter notre témoignage, ainsi que les réflexions qui nous ont été suggérées par le fait que nous avons scrupuleusement observé, pour éclairer un objet digne du plus grand intérêt : *Testamur quod videmus.*

Nous avons eu le double but d'établir déterminément l'existence des métastases d'humeurs qui n'est nullement en contradiction avec les lois qui régissent l'organisme, et d'expliquer, en partie, la nature de la lésion du péritoine en sa qualité de membrane séreuse, dans ses rapports pathologiques avec les viscères de l'abdomen, considération faite de l'influence des mamelles et de l'utérus.

Nous chercherons, sans cesse, à nous défendre de ces abstractions rigoureuses qui sont plus dans notre esprit, que dans la nature des choses.

Au résultat, nous désirerions que les deux exemples de métastases d'humeurs qui nous sont propres, fussent justement appréciés de la part des Médecins qui préfèrent la sévère observation aux pures conceptions de l'esprit. Nous rendît-on assez de justice pour croire à cette profession de foi, que nous partageons avec l'illustre Klein : *Scribo fide medicâ, probatâque pietate, qui meliora habet, eodem det animo !*

Si nous n'avions pas apporté, dans notre observation, la sévérité de la règle que nous aimons à attribuer à l'école moderne, pourrions-
nous espérer de lui voir accorder ce caractère
de vérité qui porte la conviction en lui-même,
puisqu'il ne veut en imposer à personne.

Nous ne doutons pas qu'on ne puisse reprocher à l'observation d'être également la source
de l'erreur et de la vérité, selon qu'elle est in-
terprétée ou conçue ; mais en l'affranchissant des
préjugés qui l'altèrent, en ne procédant qu'avec
l'évidence des faits, pourrait-on nous accuser de
payer le tribut aux simples conjectures ?

Nous ne pouvons point encourir le blâme que
l'éloquent auteur de la préface des Mémoires
de l'Académie de chirurgie déverse sur « *ces
sortes d'observations qui ne sont pas plus dé-
cisives que ces oracles ambigus ou ces lois
équivoques que l'intérêt et le préjugé ont in-
terprétés à leur gré.* »

L'art qui décide de la vie des hommes ne doit
pas être l'art dangereux des conjectures. Ce n'est
heureusement plus d'elles qu'on peut déduire
l'art de guérir : un enchaînement de raisonnemens et de conséquences fondés sur cette base

chancelante, ne peut plus nous en imposer. Ce n'est plus à l'imagination seule à résoudre arbitrairement les difficultés, c'est à la nature même à nous les expliquer : ses oracles sont, du moins, entendus de nos jours.

HYDRO-THORAX

ET

HYDRO-PÉRICARDE CONSÉCUTIFS

A UN ANÉVRISME ACTIF AU COEUR,

CONFIRMANT ÉVIDEMMENT L'INJECTION DE DIF-
FÉRENS TISSUS OU SYSTÊMES D'ORGANES, SANS
QU'ON PUISSE LA CONFONDRE AVEC UNE VÉRI-
TABLE PHLEGMASIE, OU BIEN UN ÉTAT RÉEL DE
PUTRIDITÉ.

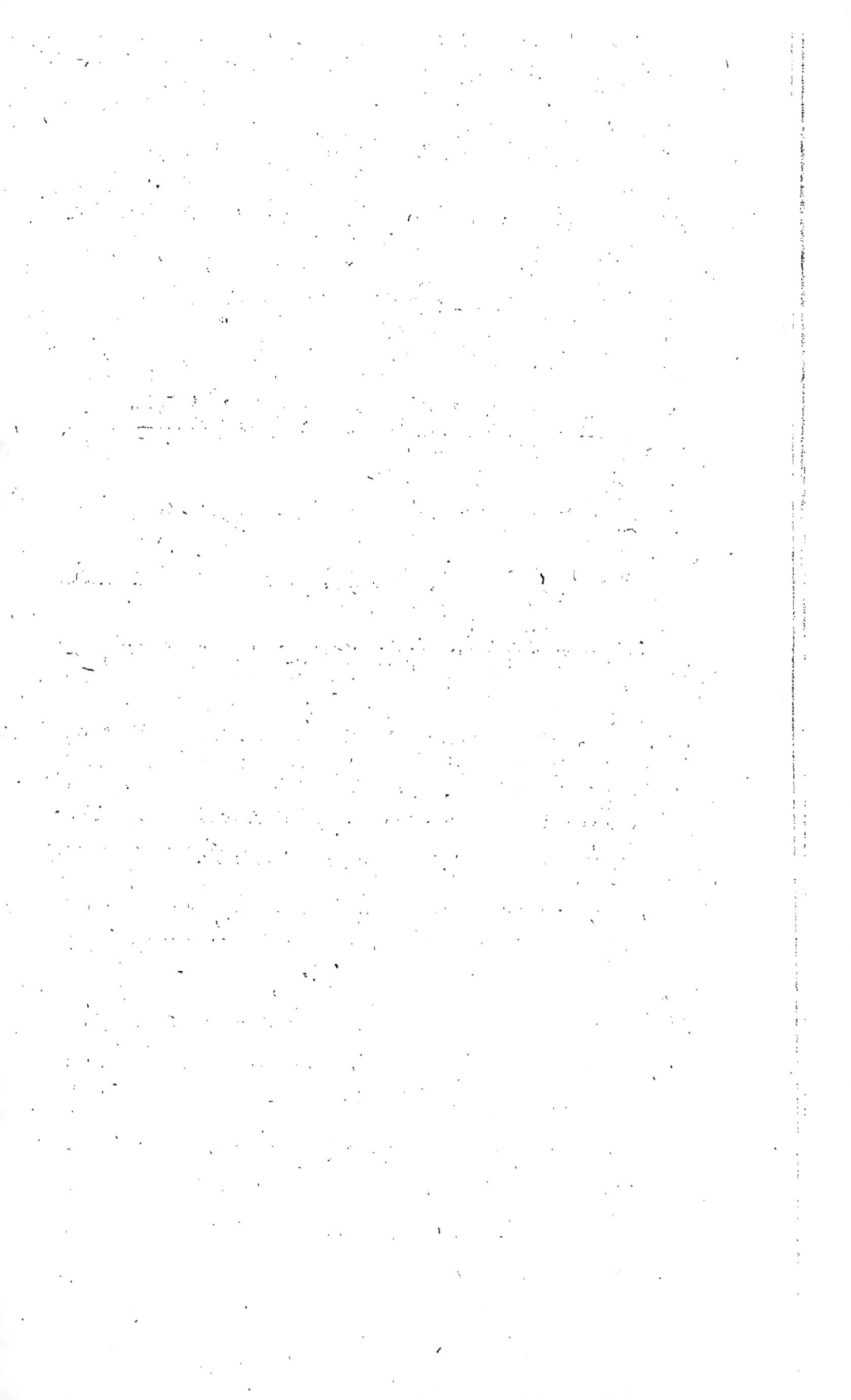

~~~~~~

HYDRO-THORAX

ET

HYDRO-PÉRICARDE CONSÉCUTIFS

A UN ANÉVRISME ACTIF DU COEUR,

LE TOUT CONFIRMÉ PAR L'AUTOPSIE CADAVÉRIQUE.

BORDEU s'était déjà plaint et même moqué de cette habitude où sont quelques hommes de l'art de voir des inflammations partout où se présentent, sur les cadavres, des injections sanguines. Antoine PETIT, l'un des plus grands praticiens de l'école de Paris, et qu'on ne peut pas soupçonner d'avoir méconnu la réelle et véritable importance de l'anatomie, s'en est expliqué non moins librement.

Observ. sur les Catarrhes, par CABANIS, page 25.

LES beaux faits en médecine sont si rares, le diagnostic si difficile à établir dans nombre de cas, que le médecin ne saurait apporter trop de soins et de scrupules pour augmenter la somme des moyens qui sont en son pouvoir, afin d'enrichir le domaine de l'art auquel il s'est consacré.

Il est sans doute rétribuable envers l'humanité, pour prix de la dette qu'il a, en quelque sorte, contractée, de ses remarques et de ses observations, puisque c'est par elles que la science peut s'élever à l'exactitude rigoureuse que l'on a lieu d'attendre du progrès des lumières.

S'il ne nous était pas possible de dépasser certaines bornes tracées par l'impuissance même de notre art, du moins, en accumulant les faits, en les recueillant avec choix et discernement, parviendrions-nous à en tirer des déductions que l'expérience n'invoquerait plus en vain.

Il est profitable, du moins, pour l'humanité, d'être conduit, par l'évidence des symptômes physiques et vitaux, à reconnaître les ressources sur lesquelles nous devons compter, ou l'impuissance de nos secours, pour ne pas agir inutilement ni même inconsidérément.

L'observation que nous présentons a cela de remarquable, qu'elle justifie le jugement que nous avons porté plusieurs mois avant la mort de l'individu qui en est le sujet, lorsqu'elle confirme le précepte de faire toujours concorder le genre de médication avec la nature du mal que l'on a jugé, en repoussant, toutefois, ces prescriptions trop souvent obligées par une condescendance coupable pour des conseils que l'on craint de fronder, pour certains consultans qui imposent, et dans l'intérêt du fruit que l'on peut retirer de ses concessions obséquieuses.

Ici, heureusement, n'avons-nous pas dérogé à cette règle de salut, conséquemment avons-nous fait en sorte de nous pénétrer, avant tout, de ce principe de notre Baillou : *Antequam de remediis statuatur, primùm constare oportet, quis morbus et quœ morbi causa : alioqui inutiles opera, inutile consilium.*

M. le colonel H★★★, âgé de 48 ans, cheveux gris, face très-colorée, d'une taille un peu au-dessous de la moyenne, gras, trapu, d'une constitution avec prédominance sanguine, irascible, d'une santé que de nombreuses et pénibles campagnes dans les troupes légères n'avaient point altérée, sans rhumatismes ni goutte, malgré l'influence des bivouacs, des privations, des plaisirs et de la bonne chère, se reposait enfin, en 1812, au sein de sa famille, d'une activité qu'il n'était pas permis à tout le monde de conserver, lorsque de nouveaux changemens, opérés en 1815, vinrent encore le rendre au fracas des armes, pour le ramener définitivement au repos.

Ce nouveau genre de vie, depuis cette époque, avait nécessairement trop changé les dispositions de son corps et de son esprit, pour ne pas produire un changement dans son être. Agité par des impressions fortes et diverses, sollicitées par les temps et des circonstances qui lui étaient aussi particulières, nécessairement en proie à cet ennui insupportable qui accompagne l'inaction, après une continuelle activité, et qui succède à la satisfaction qu'on avait eue d'être quelque chose, n'était-il pas, par cela même, exposé à devenir la victime d'une affection organique que sa nécroscopie a signalée être un hydro-péricarde consécutif à une maladie du cœur?

En effet, en perdant de vue ce que l'ouverture du cadavre a démontré, le colonel H.***, environ six mois avant la maladie de quatre mois dont il est mort, éprouve, de temps à autre, des lassitudes, des suffocations, des agitations plus fortes et plus fréquentes pendant la nuit. L'ennui et la mélancolie le tourmentent; des insomnies le fatiguent; des enfans charmans le distrayent à peine des soucis qu'il se crée la plupart du temps, sans qu'il ait à accuser la fortune de ne pas suffire à ses besoins : il était riche. Son caractère devient sombre et impatient, et il sent déjà l'impossibilité d'en réprimer les effets. Une toux nerveuse et périodique s'accompagne, sans autre chose qu'un sentiment d'embarras vers la poitrine, de petites vomiturations muqueuses qu'un ipécacuanha soulage sensiblement deux fois. Sa respiration devient assez habituellement grasse ; il s'affecte facilement ; sa face, assez ordinairement colorée, s'injecte quelquefois davantage en se nuançant d'une teinte légèrement bleue.

Quel jugement devions-nous porter sur un pareil état ? Que faire pour prévenir une situation qui, par sa durée, devenait allarmante ? Quel caractère donner à cette espèce de prédisposition qui n'était pas encore une maladie, puisque l'individu continuait à sortir et à manger passablement ?

L'estomac ne paraissait nullement affecté, et les digestions n'avaient pas encore été, un seul instant, troublées, malgré quelques ingurgitations que nous ne pouvions cependant que blâmer, tant il nous était difficile d'avoir un empire absolu sur les volontés du malade.

Après avoir prescrit un régime débilitant, fait

pratiquer des saignées et appliquer des sangsues, sans en avoir éprouvé d'effets évidemment salutaires, nous rappelant l'existence antécédente d'une dartre vive sous l'aisselle, devions-nous tenter les stimulans diaphorétiques ? Mais la crainte, à côté de cela, d'accroître, probablement, l'excitation du système sanguin ! Néanmoins, dans l'espèce d'incertitude où nous étions pour ainsi dire plongés, nous cédâmes à la dernière opinion. En conséquence, un vésicatoire fut employé, au préalable, comme dérivatif, et on usa, durant une quinzaine, de boissons légèrement diaphorétiques chaudes, et de potions dans lesquelles on fit entrer une dose très-modérée d'ammoniaque. Le résultat en fut une légère diaphorèse qui dissipa, en grande partie, l'embarras du système pulmonaire, sans que le mouvement de la circulation du sang devînt sensiblement plus actif qu'il ne l'était auparavant.

Nous étions disposés, toutefois, à supprimer, à temps, cette espèce de stimulation que nous avions pensé devoir provoquer.

Une vingtaine de jours de calme assez sensible, nous inclinait à reprendre le même moyen, lorsqu'un nouveau retour des accidens qui s'étaient déclarés, nous fit définitivement éloigner une médication que nous n'avions pensé essayer que pour satisfaire, en quelque sorte, le malade, en dissipant ses inquiétudes assez fondées sur l'existence d'un vice dartreux qu'il s'imaginait exister.

Le pouls n'avait pas cessé de paraître régulier. Le cœur était paisible, du moins ses pulsations n'avaient-elles rien de tumultueux. Le malade ne s'était jamais plaint de palpitations. Nous nous rappelons très-bien, cependant, que les mouvemens du cœur avaient cela de remarquable, qu'ils s'étendaient sous une large surface, sans se faire précisément plus sentir vers le lieu ordinaire. Il semblait qu'il y avait, là, quelque chose de sourd et d'embarrassé. Toutefois, le malade n'y rapportait-il aucune sensation pénible, si ce n'est une pesanteur déjà manifeste vers le sternum. Mais, enfin, le mal s'accroît, les symptômes s'augmentent de manière à devenir de plus en plus affligeans, et à contraindre le malheureux colonel à ne plus quitter sa chambre.

Vers le mois de février, des syncopes s'ajoutent, à d'assez longs intervalles, à la vérité aux accidens dont nous avons parlé. Le malade éprouve des étouffemens à perdre haleine, des anxiétés pénibles les accompagnent, lorsque le pouls marque, de temps à autre, quelques irrégularités; il semblait même que cette situation prît une espèce de périodicité.

Il est cependant notable que le malade ne ressentait encore aucune douleur dans la région où paraissait résider le désordre. Le trouble n'était, pour ainsi dire, qu'intermittent, si ce n'est l'embarras, le sentiment de pesanteur que nous avons signalés sous le sternum, et vers le contour du diaphragme.

L'état actif du sujet indiquait le renouvellement des sangsues sur la région opprimée. Les émulsions, ainsi que les boissons légèrement acidulées, furent prescrites. Nous en éprouvâmes un soulagement du moins momentané. Les selles étant devenu rares, avec l'apparence d'un peu d'engoüement dans le ventre, nous provoquâmes quelques légères évacuations. L'eau de Seltz, que le malade prenait avec beaucoup de plaisir, avait été essayée : elle le fatiguait, sans produire le résultat légèrement purgatif qu'il en obtenait en bonne santé. Ce n'était pas cependant, que ses fonctions digestives ne se fissent d'ailleur sassez bien ; à part, toutefois, quelques intervalles d'inappétence pour les alimens qu'il reprenait ensuite, avec une modération dont nous n'avions pas toujours à nous louer, malgré la sévérité de nos prescriptions.

Les alimens les plus légers, les crêmes de riz, la semouille, le poisson, etc., constituaient sa nourriture. Les boissons alcooliques, le café, déjà, depuis longtemps lui avaient été interdits.

Des accès de toux s'étant renouvelés avec d'abondantes déjections muqueuses, par le haut et par le bas, nous renouvelâmes, une fois, l'administration de dix-huit grains d'ipécacuanha, de l'effet duquel nous eumes encore à nous louer momentanément, sachant bien, toutefois, le ménagement avec lequel nous devions en user.

L'oximel scillitique employé quelques jours pour exciter l'appareil pulmonaire, diminua sensiblement l'expectoration des glaires épaisses qui fatiguaient le malade : moins abondantes, elles étaient aussi moins visqueuses.

Le catarrhe pulmonaire, pouvait bien fixer notre attention et déterminer l'usage des moyens qui devaient spécialement agir sur l'organe qui en paraissait le siège ; mais trop de raisons mili-

taient déjà en faveur d'une affection du cœur,
de l'hydro-péricarde lui-même, pour que nous
ne dussions pas agir avec la plus grande réserve.

Le quinquina cependant, car il faut tout
dire, avait été employé, en petite quantité,
pour rompre l'espèce de périodicité des accès,
lorsque les poumons nous parurent d'abord plus
particulièrement affectés, quand nous pensions
trouver dans l'état du malade quelque chose de
plus vital qu'organique.

Telle est l'incertitude dans laquelle on se
trouve quelquefois plongé par le conflit des
symptômes et les oppositions qui paraissent
exister entr'eux, qu'on se voit, quelquefois
forcé de tenter des moyens qu'une connaissance positive de la maladie ferait indubitablement rejeter. Toujours est-il vrai, cependant,
que les essais faits avec ménagement, conduisent à connaître la vérité, lorsque des lumières
positives et une juste défiance de soi-même
interdisent, d'ailleurs, toute prévention ou obs-
tination à croire réellement à ce que l'esprit
peut se figurer.

En conséquence d'une sur-excitation évidente,
le quinquina fut interdit.

Convaincus de toute l'évidence du mal, pré-
jugeant une affection précordiale, sans pouvoir
précisément en déterminer le caractère, nous pro-
posâmes une consultation, et M. le D.ʳ M.****,
fut accueilli.

Examen fait de la situation du sujet, nous
nous arrêtâmes, d'abord, à un traitement tempérant, aux émulsions, à la limonade légère et
au petit lait, dernière boisson que le malade
aimait beaucoup, à quelques potions édulco-
rées avec le sirop de gomme, ou le sirop pec-
toral anglais.

Nous allons sommairement exposer la situation dans laquelle se trouvait alors le malade :
l'amaigrissement n'était pas encore très-sensible;
— la face colorée n'avait conséquemment pas le
le caractère qui annonce une dégénération séreuse ou lymphatique ; — les yeux légèrement
paillés; — la tête libre; — orthopnée, par accès,
qui l'obligeait à se lever de son lit lorsqu'il était
couché ; — de courtes syncopes quand il était
debout, qui se renouvellaient deux ou trois fois
le jour; — le pouls médiocrement fort, seulement un peu intermittent ou irrégulier au mo-

ment des paroxismes; — un simple sentiment de pesanteur le long du sternum et vers le diaphragme ; — les mouvemens du cœur assez sourds, occupant toujours un espace assez étendu ; — le malade ne se plaignant pas de palpitations ; — les digestions faciles sans la moindre douleur, cependant des intervalles d'inappétence, ainsi que nous l'avons déjà observé ; — quelques accès de toux précipités, avec expectoration de mucosités filantes, quelquefois striées de légers filets de sang ; — il évacuait aussi des mucosités par le bas, mais moins souvent ; — la respiration, d'ailleurs, assez facile ; — des selles assez régulières, sans dévoiement ; — les urines un peu rares, quelquefois chargées, le plus souvent rouges, déposant, sensiblement, de l'acide rosacique ; — des nuits, par momens, très-pénibles par des suffocations qui lui arrivaient plus particulièrement dans la position horizontale ; — des réveils en sursauts ; — point d'infiltrations apparentes aux membres, ni à la poitrine ; — le malade se couchait sur les deux côtés sans s'en plaindre.

Comme on le voit, l'état du sujet devait nous déterminer à user de moyens tempérans. Nous y joignîmes, cependant, l'usage des eaux de *Seyds-*

chust, continuées trois ou quatre jours, pour évacuer ces mucosités filantes dont le séjour augmentait l'anxiété du malade. Les selles étaient en effet doucement provoquées. Ces eaux minérales faisaient rendre des paquets de glaires qui ne contenaient pas plus de vers, qu'elles ne prenaient de teinte bilieuse, malgré quelque peu d'excitation vers la région hépatique.

A un soulagement assez marqué, résultat sans doute aussi des moyens que nous venions d'employer, succéda, un jour, un tel redoublement d'anxiété, de suffocations, d'oppression pénible vers le sternum et le diaphragme, que nous nous déterminâmes, de suite, à l'application des sangsues, sur la région précordiale. L'application en fut renouvelée, le lendemain, avec une amélioration manifeste. La perte de sang avait été assez forte pour qu'on l'évaluât à celle qu'aurait pu produire une bonne saignée. Toutefois devions-nous être assez circonspects pour ne pas évacuer trop de sang. La complication catarrhale, nos présomptions qui militaient déjà en faveur d'un hydro-péricarde, quelques conjectures que nous puissions faire sur la coïncidence d'un anévrisme, devaient nous déterminer à ne pas être prodigues d'une humeur dont la dimi-

nution peu mesurée pouvait ajouter à la maladie, en augmentant la diathèse séreuse ou lymphatique.

Les forces vitales, réparties dans les organes,
indiquent-elles tellement leur excès ou leur pri-
vation sensible, pour que l'on puisse toujours
leur opposer, infailliblement, une médication
débilitante ou tonique; et la possibilité, à-la-
fois, du conflit de la débilité et de la tonicité
en plus ou en moins dans différens systêmes ou
appareils, n'autorise-t-elle pas, quelquefois, des
légers essais, pour arriver au point le plus favorable? Heureux si le caractère évident de la maladie pouvait sûrement commander la médication la plus salutaire!

Cependant, les indications que nous pouvions tirer des antécédens et de la situation actuelle du malade, devait nous incliner davantage vers la méthode tempérante, à laquelle
nous avons toujours été forcés de revenir.

L'espèce de périodicité des accès de suffocation
et de lypothimie persévérant, un de nos confrères
put penser, un jour, qu'une potion de quinquina édulcorée avec du sirop d'orgeat, pourrait

peut-être bien, en quelque sorte, enrayer le mal ; mais la sur-excitation, qui en fut le résultat, dut en proscrire l'usage, ainsi que nous avions déjà été à même de nous en convaincre nous-mêmes.

Cette fois, les suffocations et l'anxiété furent tellement fortes et répétées le soir, la sensation de pesanteur et de constriction si prononcée vers le sternum et la circonférence du diaphragme, que nous fumes obligés de renouveller, la nuit même, les sangsues, après avoir appliqué trois larges ventouses. Un heureux effet en suivit presqu'immédiatement l'application, mais l'affection n'en prit pas moins un caractère de plus en plus grave. La jactation redoubla et les pieds parurent s'œdématier pour la première fois : la face restait, néanmoins colorée. Le coucher en supination paraissait encore supportable; mais, déjà, le malade se couchait assez péniblement sur le côté gauche, de manière à laisser présumer qu'il pouvait y avoir aussi une collection du côté droit du thorax.

L'orthopnée plus marquée qu'elle n'avait été encore par accès, le forçait à se lever de son lit pour pencher ensuite la tête en avant. Le

pouls devenait sensiblement intermittent quoiqu'assez fort et non fébrile le plus ordinairement. De temps en temps le malade éprouvait
de petites douleurs, irritation peut-être bien déterminée, comme nous étions autorisés à le penser, par l'inobservance du régime que nous
avions prescrit. Les urines qui étaient devenues
assez abondantes en conservant leur dépôt rosacique, rendaient, cependant, la situation du
malade plus supportable, du moins jusqu'à ce
que leur surabondance discontinua.

Le malade devenait de plus en plus inquiet
et irascible. A quelques alternatives d'espérance,
succédait bientôt le découragement le plus pénible, état plus particulièrement propre aux affections du cœur. Un rien l'impatientait, ou le
mettait dans des accès d'humeur dont son bon
cœur et le retour sur lui-même le rendaient
honteux; mais tel était, indépendamment de
lui, l'influence du mal physique sur son esprit.

L'indispensable nécessité de le calmer, pour
ne pas accroître son mal, rendait facile les soins
et les ménagemens que lui portaient des parens
et des amis si disposés à lui rendre ses maux le
plus tolérables possibles.

Les médecins sentaient eux-mêmes, quelles que fussent son humeur et ses impatiènces, qu'ils devaient faire, en quelque sorte, abnégation d'un amour-propre qui ne doit s'offenser que lorsque la confiance qu'ils ont lieu d'attendre est réellement blessée.

Les symptômes se soutenaient à-peu-près au même point, avec quelques intervalles de mieux apparent, ce qui soutenait l'espoir du malade; puis, au retour des accidens, se lassait sa patience, lorsque le gonflement des jambes s'accroissant, s'étendant même jusqu'aux cuisses, nous nous déterminâmes à employer, selon les effets qu'ils produiraient, la digitale pourprée et l'acétate d'ammoniaque. Nous eumes même encore recours à l'oximel scillitique, en usant, toutefois, de ces moyens actifs avec la plus grande réserve. En cela, nous ne pensions pas être en contradiction avec nous-mêmes, puisque des circonstances différentes s'étaient présentées.

Il y avait déjà vingt jours que le D.r M.**** faisait ses visites concurremment avec nous, quand, de concert, nous crûmes devoir tenter cette dernière médication, dans le dessein d'agir sur le système absorbant, afin d'augmenter les urines, et débarrasser, d'autant, le péricarde que

nous avions lieu de croire distendu par une collection séreuse. Nous étions loin de méconnaître
le principe du mal, mais fallait-il, du moins,
chercher à débarrasser le malade du liquide qui
l'opprimait sensiblement.

L'œdème des tégumens du côté droit du thorax, lieu où nous présumions aussi du fluide,
indiquait, sans doute, également une semblable
prescription, pour obtenir du moins une déviation de sérosité, pensant bien que l'hydropisie
n'était point essentielle, à en juger aussi par
les symptômes qui avaient précédé les signes
de l'épanchement. Nous le pensâmes ainsi; nous
ne présumions pas, d'ailleurs, réveiller l'irritation
d'une péricardite, puisque aucuns des principaux symptômes qui caractérisent, du moins en
apparence, cette maladie, ne s'étaient manifestés,
à moins d'une péricardite chronique dont nous
ne pouvions guères supposer que la possibilité.

Dès le principe de l'infiltration des tégumens
du côté droit du thorax, lorsque l'embarras pré-
cordial parut redoubler, nous fîmes faire, sur
la poitrine, de larges onctions de pommade
d'Autenrich, dont nous augmentâmes la dose
de tartre stibié, pour produire de larges et abondantes pustules. L'effet en fut prompt et très-

douloureux à l'extérieur, avec dérivation en apparence sensible. Le soulagement eut malheureusement une courte durée. La maladie continuait sa marche déplorable, à quelques intermittences près, sur lesquelles nous ne pouvions plus fonder d'espérances.

En administrant les stimulans, nous savions sans doute, qu'il fallait en ménager les doses, pour ne pas trop donner d'activité à la circulation du sang, qui n'avait alors que trop de tendance à s'émouvoir. Nous nous réduisions, le plus ordinairement, au petit lait et à la tisane de réglisse légèrement nitrée, à de légers bouillons aux herbes, auxquels nous ajoutions, de temps à autres, une quantité modérée de sousacétate de potasse.

Les selles étaient assez généralement régulières, pour que nous ne jugeassions pas à propos d'user inconsidérément de purgatifs ou de drastiques, malgré le cas particulier qu'en fait la classe encore trop nombreuse de ces Médecins *stercoraires*, qui ne cessent exclusivement d'invoquer la médecine humorale, comme si la science rationnelle de nos temps n'avait pas fait justice de ces *Purgons* insatiables.

Nous usions quelquefois de purgatifs, mais toujours avec le plus grand ménagement. Notre foi dans les hydrogogues n'était pas tellement robuste, que nous dussions perdre de vue quelques légères douleurs de ventre que le malade ressentait, cependant à d'assez longs intervalles, sans que les fonctions digestives en fussent affectées. C'est dans ce principe que nous modérions aussi l'emploi des autres stimulans, convaincus que l'hydro-péricarde n'était point essentiel.

Nous remarquerons, toutefois, qu'à la suite des indigestions que se donnait le malade, par une gloutonnerie que nous ne pouvions pas toujours réprimer, il éprouvait, pendant quelque temps, de l'inappétence : ses boissons, le peu d'alimens liquides qu'il pouvait prendre, passaient alors avec difficulté ; mais les choses reprenaient ensuite leur cours ordinaire, sans que l'estomac s'en ressentît nullement. Il n'était point douloureux au toucher.

Il est de fait, d'ailleurs, que la présence des alimens dans l'estomac ne produisait aucun trouble sensible dans la respiration, malgré la surcharge et la distension de ce viscère. Nous ne parlons aussi que de l'état le plus ordinaire de l'alimentation.

Sans que le pouls devînt fébrile, à part cependant son accélération dans quelques circonstances d'excitation, il donnait une intermittence plus manifeste qu'elle ne l'avait été encore, quand on s'était arrêté assez de temps à l'examiner.

De plus fréquentes insomnies nous avaient forcés de lui administrer de légers hypnotiques.

Nous savions très-bien, d'ailleurs, avec quelle réserve nous devions user de ce moyen, qui, tout en forçant le sommeil, ralentit les sécrétions, s'il ne les suspend même, source alors de congestions. Aussi nous contentions-nous, autant que possible, de potions faites avec de l'eau de laitues et du sirop de coquelicot, qui opéraient suffisamment.

Si la dégénération séreuse devenait de plus en plus évidente, du moins depuis que les extrémités inférieures s'étaient infiltrées davantage, les suffocations paraissaient-elles moins pénibles, le coucher plus supportable.

La susceptibilité du sujet s'augmentait néanmoins, lorsque la plus grande crainte de la mort le poursuivait au milieu même de ses songes.

Nous devons noter, comme indice remarquable, observé par des praticiens estimés dans
les collections aqueuses du péricarde sur-tout,
que, par une nuit des plus pénibles, il avait pensé
se noyer dans un lac où il nageait difficilement.

Cependant à travers tous les maux dont on
pouvait apprécier la gravité, des alternatives de
bien duraient quelquefois jusqu'à quatre jours.
Du moins le malheureux pouvait-il goûter quelque repos, et se faire, par fois, illusion sur un
état aussi déplorable que le sien.

Les choses en étaient, à ce point, avancées, un
mois et demi (au commencement de mai), depuis la première visite du D.ʳ M.**** lorsqu'une
nouvelle consultation eut lieu; mais qu'eût-on
pu ajouter au fâcheux pronostic que nous avions
depuis longtemps porté, à moins de s'aveugler?
Cependant le dernier consulté voulut promettre
plus que nous. Son opinion devenait, en quelque sorte, plus pondérable que la nôtre, aux
yeux de ceux qu'imposent l'autorité d'un long
exercice et l'assurance qu'on se donne. Cette assurance imperturbable triomphe si souvent du
caractère inquiet de ceux qui nous consultent,
qu'ils ont rarement besoin d'un vrai talent pour
fixer leur caprice et entretenir leur confiance.

Une marche franche et consciencieuse honore
du moins le Médecin qui, pour ne pas flatter
obséquieusement tous les goûts, ne peut espérer
aussi d'obtenir toutes les faveurs des emplois ou
de la fortune.

Encore du mieux-être apparent, pour ceux
qui n'avaient pas sondé toute la profondeur du
désordre, avait sans doute fait éclater un espoir
contre lequel nous nous étions prononcés, à
moins de ces cas extraordinaires qui laissent,
pour ainsi dire, croire aux miracles.

On voulut continuer de provoquer les urines,
mais la sur-excitation qui s'en suivit, plus que
jamais, obligea de suspendre les stimulans des
voies urinaires, dont la sécrétion augmentée
soulageait bien pour quelque temps le malade,
en favorisant la résorption du liquide que contenaient le thorax et le péricarde. Les urines
devenaient, en effet, sensiblement plus copieuses;
mais les choses reprirent bientôt leur cours ordinaire.

Un accident grave, qui faillit enlever tout-
à-coup le malade, qui avait, jusqu'alors, conservé l'intégrité de ses facultés intellectuelles,
entraîna une amélioration dont la durée ne s'é-

tait pas encore prolongée aussi longtemps dans les intervalles de calme qu'il avait eus. Cette durée fut de sept à huit jours. Cette crise fut simplement le résultat d'une indigestion dont les suites furent des plus alarmantes : efforts violens pour vomir, vomissemens, en effet, des matières ingérées, syncopes répétées, anéantissement, délire, congestion évidente au cerveau, froid des extrémités, pouls presqu'éteint.

Le peu de connaissance qui restait au moribond, car il paraissait à toute extrémité, lui fit entrevoir, cependant, une fin si prochaine, qu'il s'empressa de demander les sacremens et d'appeler ses enfans pour leur faire ses derniers adieux.

Le vomissement ayant été favorisé autant que la position du malade le permettait, par la conviction que nous avions d'abord acquise de l'indigestion par les déjections du haut et du bas, après douze heures d'agonie apparente, le malade revint sensiblement à lui, pour renaître, plus que jamais, à l'espoir de son rétablissement; amélioration qu'après cinq à six jours il signalait déjà de convalescence. C'en était au point que le malade dormait dans toutes les positions du corps. Les urines, prodigieusement abondantes, remplissaient, chaque vingt-quatre heures, deux ou trois pots de chambre. La diminution des extrémités inférieures en était telle, que le malade pouvait marcher dans son appartement, lorsqu'avant cet accident cela lui était devenu impossible. Le côté droit de la poitrine restait cependant sensiblement œdématié. Cette situation inespérée était pourtant l'œuvre d'une indigestion, d'une perturbation extrême.

Pour être moins alarmés sur l'état du malade, pouvions-nous nous bercer d'une espérance si insidieuse dans semblable situation ? Nous nous rappellions l'observation que nous a donnée du grand Fréderic, l'illustre ZIMMERMANN.

L'expérience des plus habiles praticiens ne dépose-t-elle pas, en pareil cas, en faveur du doute, après de si fréquens retours des mêmes accidens, et un dépérissement de plus en plus manifeste ? Nous ne devions, conséquemment, rassurer personne : les vœux seuls n'étaient pas interdits.

Nos craintes ne se justifièrent malheureusement que trop, malgré l'application des vésicatoires aux jambes, dont on espérait plus de succès pour la filtration des eaux, que nous n'en attendions nous-mêmes, redoutant, d'ailleurs, la gangrène qui est assez souvent le résultat de ces topiques dans les affections cachectiques de cette espèce.

Les jambes coulèrent, en effet, mais les forces se débilitèren de plus en plus, et le martyre d'une aussi longue et déplorable maladie, paya le tribut que des syncopes et des suffocations pouvaient lui faire acquitter beaucoup plutôt.

A peu-près 15 jours avant sa mort, les vési-catoires ne fournissaient plus de sérosités ; ils étaient livides. Les extrémités inférieures avaient acquis un volume considérable. Les bourses s'étaient tellement infiltrées que nous fumes obligés d'y faire de légères mouchetures, pour diminuer la gêne qu'elles causaient.

Le coucher, sur le côté gauche, était devenu impossible par le danger de la suffocation. Le côté droit, sensiblement œdémateux, faisait tumeur d'une manière manifeste, et offrait beaucoup de dureté dans l'épaisseur de ses tégumens. Les mouvemens du cœur étaient de plus en plus embarrassés, confus et sourds. Le pouls paraissait évidemment plus irrégulier et intermittent qu'il ne l'avait encore été. La jactation était extrême. La respiration, qui n'était cependant difficile que par intervalles, le forçait à se faire placer sur un fauteuil, pour être remis bientôt dans son lit, par suite du besoin qu'il éprouvait de changer sa position qu'il ne pouvait garder que momentanément. Ses forces paraissaient épuisées, à en juger aussi par la difficulté qu'il avait de se mouvoir. La face, qui continuait d'être rouge, se vergetait alors de bleu, ainsi que ses lèvres, particulièrement au moment des plus grandes anxiétés qui l'agitaient. Le sous-délire était manifeste, bien qu'il conservât, d'ailleurs, toute sa raison pour parler et répondre à tous ceux qui l'approchaient. Il ne se faisait plus illusion sur sa situation. Une insomnie désolante, lorsque le sommeil eût été si à desirer, ne lui aurait pas donné un instant de repos, si les hypnotiques n'étaient venus à son secours : ils engourdissaient sa sensibilité. Mais au point où nous en étions, n'était-ce pas un bienfait ? Toute stimulation n'était-elle pas interdite et pour le repos du corps et celui de l'esprit ?

Ce qui ajoutait cruellement à ses maux, ce qui en annonçait cependant le terme prochain, c'était de larges taches d'un rouge livide sur toute l'étendue de l'extrémité abdominale gauche, sur

le bassin et la région lombaire du même côté.
L'extrémité du nez et des oreilles offrait une
pareille décomposition.

Seulement deux jours avant sa mort, le malade avait cessé de dévorer les alimens qu'il exi-
geait impérieusement, lorsqu'on avait l'air de
lui résister.

Enfin, 12 heures d'anéantissement, dans toutes
ses facultés intellectuelles, précédèrent heureusement sa fin, qui eut lieu après six mois, à-peu-
près, d'indisposition et quatre mois de maladie réelle. Il expira à six heures du soir le 17
juin 1820.

AUTOPSIE
CADAVÉRIQUE.

Elle a été pratiquée le 18 juin 1820, à huit heures du matin. Elle a fait reconnaître les altérations suivantes, dont l'existence avait été pressentie pendant la vie.

Nous en devons les détails et la rédaction à M. Soudan, Chirurgien aide-major de l'hôpital militaire d'instruction de cette ville, qui, assisté de deux sous-aides de la même école, a bien voulu se charger de l'ouverture du cadavre sous nos propres yeux.

Habitude du corps.

Les membres abdominaux œdématiés avaient un volume énorme. La partie postérieure du tronc et des cuisses présentait des escarres gangréneuses très-étendues, remarquables également aux parties les plus éloignées du centre de la circulation, au nez et aux orteils. Dans plusieurs points, l'épiderme était totalement séparé du reste du tissu cutané, et laissait voir des plaques de peau mortifiée, d'une couleur grise jaunâtre.

Une infiltration séreuse très-considérable occupait le tissu cellulaire des parties latérales du tronc, et était surtout très-abondante au côté droit du thorax où la peau était séparée du muscle sterno-humoral, par une couche de près de 54 millimètres d'épaisseur. Les traits de la face étaient décomposés. Le cadavre exhalait déjà une odeur fétide, quoique le laps de temps écoulé depuis la mort fut moins long que celui qu'on a coutume d'attendre pour se livrer aux nécroscopies.

Cavité thorachique. — Organes de la circulation.

Après avoir enlevé le sternum et ouvert le médiastin antérieur, on découvrit le péricarde, dont les dimensions étaient fort au-dessus de ce qu'elles sont dans l'état naturel. Le scalpel fut plongé dans cette membrane fibro-séreuse, et l'ouverture permit de voir, au fond, le cœur baigné par un amas de sérosité d'une couleur jaune citrine, dont la quantité pouvait être évaluée à plus d'un litre. Les parois de la membrane étaient très-amincies, mais ne présentaient, du reste, aucune trace de phlegmasie. On fit la ligature des vaisseaux qui se rendent au cœur et qui en partent, pour l'extraire et l'examiner avec plus de soin : les proportions de cet organe étaient excessives et bien supérieures à ce que comportaient la stature et la corpulence du sujet; les cavités droites contenaient du sang noir; les parois du ventricule de l'oreillette offraient une épaisseur insolite; les cavités gauches étaient distendues, comme les droites, par un sang d'une couleur très-foncée et encore fluide, à l'exception de quelques concrétions fibrineuses qui occupaient les intervalles des colonnes charnues. Les parois du ventricule aortique avaient sur-tout acquis un développement extrêmement remarquable; elles présentaient plus de 27 millim. d'épaisseur. Nul affaiblissement, cependant, n'existait dans aucun point du lacis inextricable des fibres musculaires organiques qui les forme. La tunique séreuse qui revêt le cœur à l'extérieur était séparée du tissu contractile par une couche de graisse fort épaisse dans les sillons que parcourent les vaisseaux cardiaques, accumulée vers la base des ventricules et à la partie postérieure de l'oreillette gauche, où sa densité était telle, qu'elle simulait une dégénérescence lardacée.

Les vaisseaux artériels et veineux partageaient, à leur origine, le surcroît de nutrition, cette véritable hypertrophie de l'organe principal de la circulation. Ceux qui arrosent le cœur étaient très-dilatés. Quant à l'aorte, à l'artère pulmonaire et aux veines du même nom, sans présenter la même dilatation que les vaisseaux cardiaques, elles avaient des tuniques très-épaisses, proportionnées, sans doute, à la résistance nécessaire pour soutenir l'impulsion transmise à la colonne du sang, par un mobile aussi puissant.

Organes de la respiration.

La cavité droite de la poitrine contenait une collection de deux litres à-peu-près de sérosité semblable à celle du péricarde. Les portions costale et pulmonaire de la plèvre paraissaient saines ; aucune adhérence n'existait entre les deux parties de la membrane séreuse.

La cavité gauche présentait les mêmes phénomènes ; l'amas de sérosité y était seulement moins considérable.

Les poumons, d'une couleur très-foncée, d'un gris-noir, étaient crépitans, perméables à l'air et sans traces d'altérations organiques; mais leur système vésiculaire était gorgé de sang. Des incisions pratiquées dans tous les sens, démontraient que ce fluide se trouvait dans toute leur étendue, ce qui prouve que ce n'était point le résultat de la stase des liquides abandonnés, dans les corps privés de vie, aux loix de la gravitation, mais un effet produit avant la mort, une véritable apoplexie pulmonaire, bien différente de l'hépatisation qui s'observe dans les pneumonies aiguës.

Cavité abdominale. — Organes de la digestion.

La membrane qui tapisse cette cavité splanchnique n'était point altérée. Le péritoine avait partout l'aspect lisse et poli qui lui est propre, et ne contenait pas de sérosité en proportion notable.

L'estomac était sain à l'extérieur; les ramifications vasculaires étaient seulement très-apparentes sous sa tunique séreuse; sa membrane muqueuse offrait, généralement, une couleur

noire-violette avec quelques taches rouges. Quelques petites érosions très-superficielles, bornées
simplement à la muqueuse, existaient sur le py-
lore, sans qu'il y eut, d'ailleurs, le moindre
épaississement dans le tissu de l'estomac.

Les ablutions auxquelles fut soumise toute la
surface muqueuse de ce viscère, n'enlevèrent
rien de la teinte que nous lui avions observée.
Vuide d'alimens, il paraissait enduit de mucosités blanchâtres sans odeur.

Les mêmes altérations se prolongeaient dans
le commencement du duodenum. Le reste des
intestins grêlés ainsi que les gros intestins, étaient
sains. Leur tunique interne était blanche et pâle.
Il n'y avait pas de tuméfaction des ganglions
mésentériques.

Organes de la sécrétion de la bile.

Le foie avait son volume ordinaire, sa couleur était jaunâtre, son parenchyme se déchirait
sans efforts; vers le bord antérieur, il paraissait
avoir quelque tendance à passer à l'état gras;
la vésicule du fiel, fortement distendue, cylindroïde, d'une longueur triple de ce qu'elle a

habituellement, contenait une bile très-noire et très-épaisse; il n'y avait aucune concrétion biliaire.

La rate était fort petite, remplie de sang, et se réduisait en bouillie à la moindre pression.

Les organes de la sécrétion des urines étaient en bon état.

REFLEXIONS.

L'autopsie cadavérique du colonel H*** offre un intérêt particulier sous le rapport du diagnostic que nous avions établi, depuis longtemps, sur l'existence d'un hydro-thorax que nous présumions être le résultat d'une affection active du cœur.

L'énoncé des symptômes de la maladie dont il a été la victime, dénotait, dans tous les cas, une affection précordiale qui se signalait, d'une part, par la présence d'une collection aqueuse dans le péricarde; de l'autre, par un trouble apparent dans les mouvemens du cœur, qui semblaient être perçus, confusément, à travers une masse de fluide dont l'interposition parais-

sait évidente : c'est du moins l'impression que
nous avions cru éprouver. Ce n'est pas que nous
n'ayons pensé, quelque temps, à la possibilité
d'une péricardite, à raison d'un sentiment de
chaleur assez pénible, que le malade éprouvait,
par intervalles, vers la partie antérieure du médiastin. D'un autre côté, la disparition de l'irritation pour ne laisser subsister, le plus ordinairement, que de la pesanteur vers cette région
et le diaphragme, nous éloignait de cette opinion, ou du moins semblait l'affaiblir. L'état
non-fébrile du pouls venait encore fortifier ce
dernier jugement, lorsqu'il paraît constant que
l'accélération du pouls et sa dureté accompagnent, nécessairement, cette espèce de phlegmasie qui doit participer de toutes les inflammations des membranes séreuses.

Il est d'ailleurs si difficile d'établir positivement la nature de ces sortes de maladies, lorsqu'il
s'y joint des complications, en quelque sorte,
étrangères à l'affection principale !

Dussent les symptômes se rapporter tellement
à des lésions fixées par la physiologie et l'anatomie pathologiques, que nous puissions, un jour,
déterminer assez sûrement une affection, pour

ne faire précisément que ce qui lui convient, sans nous essayer en tentatives si souvent contraires à l'état du malade !

Au résultat, l'examen que nous avons fait du cadavre, justifie le jugement que nous avions porté sur la nature d'une maladie dont les intermittences du bien apparent ne nous avaient jamais abusés. Le péricarde et le côté droit de la poitrine contenaient, en effet, le liquide que nous y avions cru épanché.

L'épanchement ne fut sans doute pas le résultat de l'inflammation, puisque les séreuses n'avaient pas le moindre degré d'altération.

Ce vice de sécrétion était bien évidemment, alors, la conséquence d'un trouble, d'un obstacle réel dans la circulation du sang. Le cœur était, en effet, l'organe positivement affecté.

Les affections de l'ame, dont nous avons parlé au commencement de notre observation, expliquent suffisamment la cause, tout au moins déterminante, d'une maladie dont nous avions apprécié les effets.

N'avions-nous pas, d'ailleurs, exprimé nos

justes présomptions relativement au cœur, malgré l'état catarrhal qui compliquait la situation du malade ?

L'anévrisme du cœur, son hypertrophie, étant évidemment demontrés, on conçoit, nécessairement, la coloration noire-violette du poumon et de la surface interne de l'estomac, les taches livides du corps, ainsi que la gangrène elle-même d'un membre abdominal, sans que la couleur dont nous venons de parler ait la moindre analogie avec ce dernier état de putridité.

Pourrait-on attribuer à autre chose qu'au trouble de la circulation, par l'effet de l'anévrisme lui-même, la stase du sang dans les capillaires sous-séreux, sous-muqueux et sous-cutanés ?

La coloration devait être d'autant plus noire, la stase capillaire d'autant plus prononcée, que la circulation pulmonaire était plus difficile, le retour du sang artériel conséquemment noir, plus empêché, sans qu'on puisse, toutefois, s'étonner de la coloration particulière d'un système plutôt que d'un autre, puisque cela signifierait seulement que tel système y aurait été, vitalement, plus disposé qu'un autre.

De cette coloration violette de la face interne
de l'estomac, en tirerait-on la conséquence
qu'elle doit être le résultat d'une gastrite, dont
il nous était d'autant plus permis de ne pas
présumer l'existence, que le malade mangeait
encore démésurément deux jours avant sa mort,
et sans éprouver la moindre douleur à l'épi-
gastre ?

Ce n'est pas que nous n'ayons trouvé, sur la
muqueuse de l'estomac, quelques légères exco-
riations rougeâtres; mais, aussi, y a-t-il loin
d'un pareil état à un état éminemment inflammatoire, dont le résultat eût été une gangrène
aussi générale, étendue à toute la surface muqueuse de l'estomac; les intestins, d'ailleurs,
sains. Il faudrait donc dire que les poumons
étaient aussi gangrénés, parce qu'ils étaient noirs-
violets ?

Il est de fait que les ramifications vasculaires
paraissaient beaucoup plus sensiblement que
d'ordinaire sous la tunique séreuse de l'estomac
dont la texture était résistante, hors quelques
points de la membrane muqueuse, qu'on déchirait avec l'ongle sans que la couleur violette
s'effaçât, malgré des ablutions répétées.

La membrane séreuse de l'estomac était blanche à l'extérieur. Les parois de cet organe n'a-
vaient éprouvé aucune espèce d'altération dans
leur épaisseur. Elles étaient distendues plutôt
que contractées.

Nous n'avons point voulu infirmer entièrement, ici, l'existence d'une irritation gastrique;
nous avons seulement eu le dessein de faire la
juste part d'un accident qui peut être concom-
mittent d'un si grand nombre d'affections, sans
que, par une trop forte prévention pour les
phlegmasies, on puisse y attacher une idée autre
que celle qui existe réellement.

Pourrait-on raisonnablement n'attribuer qu'à
l'irritation, la stase du sang dans une partie, lorsque la distension des vaisseaux pourrait n'être
que la conséquence de la débilité des vaisseaux
capillaires, dans le cas où l'impulsion du sang
d'abord donnée, un obstacle manifeste est mis
à son retour ?

M. le Docteur LAENNEC vient parfaitement
confirmer cette observation que BORDEU faisait,
lui-même, contre l'apparence des infiltrations
déjà trop généralisées de son temps, quand, signalant la stase du sang dans les capillaires des

poumons et de l'estomac particulièrement, lors
des anévrismes du cœur, il parle des méprises
dans lesquelles on peut tomber en prenant ces
sortes de fluxions passives pour de véritables
inflammations.

Le paragraphe de l'ouvrage du Docteur LAEN-
NEC, qui a précisément trait à cet objet, est trop
remarquable pour que nous ne le citions pas en
entier. C'est le premier de l'article : *Altérations
produites par les maladies du cœur, sur la
texture des autres organes.* (TRAITÉ DE L'AUS-
CULTATION IMMÉDIATE).

*A l'ouverture du corps des malades qui suc-
combent à une affection organique du cœur,
on trouve, outre la lésion qui constituait essentiellement la maladie et la diathèse séreuse
générale qui l'accompagne presque toujours,
tous les signes de la stase du sang dans les
capillaires internes : la face, les poumons,
les capillaires sous-séreux, sous-muqueux et
sous-cutanés, sont gorgés de sang. Les membranes muqueuses, et particulièrement celles
de l'estomac ou des intestins, présentent une
teinte rouge et violette. Cette teinte varie beaucoup en intensité et en étendue. Quelquefois*

elle existe seulement çà et là, sous la forme de petits points, ou de taches disséminées sur la surface de la membrane. D'autres fois elle en occupe, uniformément, toute l'étendue ; il semble même qu'elle soit accompagnée de quelque boursoufflement, de sorte que si l'on n'examinait pas l'état du cœur, et si l'on ne savait pas que le malade n'a pu, jusqu'au dernier instant de la vie, prendre, sans éprouver aucune douleur, des alimens et d'autres substances stimulantes, on pourrait être tenté de croire qu'il a succombé à une violente inflammation de l'estomac ou des intestins.

Le foie qui, dans l'anévrisme, participe ordinairement à la stase du sang, n'était pas très-sensiblement engorgé, mais il offrait un commencement de dégénération adipo-cireuse qui, dans la phthisie pulmonaire, comme dans l'anévrisme, peut également résulter de l'embarras prononcé de la respiration et de la circulation.

A ce sujet, nous nous rappelons, positivement, que le malade a rendu, plusieurs fois, des matières fécales très-noires.

Pourrions-nous, également, rendre raison du

volume considérable de la vésicule du fiel, ainsi que de la couleur noire de cette humeur ? Le cas n'est pas ordinaire aux anévrismes, du moins n'en avons-nous pas trouvé d'exemples.

Cette couleur devait-elle être attribuée à la résorption d'une certaine quantité de sang noir qui se serait mêlé à l'humeur bilieuse qui, elle-même, aurait été forcée de séjourner, faute d'une excitation suffisante; ou bien, comme le pense le Docteur GUERSENT (article FOIE *du Dictionnaire des sciences médicales*), faudrait-il rapporter cette coloration à une véritable dé-composition, ainsi que cela s'observe dans le typhus et les fièvres adynamiques ?

La putréfaction si prompte à se développer avant même la mort du colonel H★★★, aurait-elle déterminé cette espèce de dégénération de la bile?

La chimie n'a encore rien fait pour éclairer le genre d'altération humorale dont nous parlons.

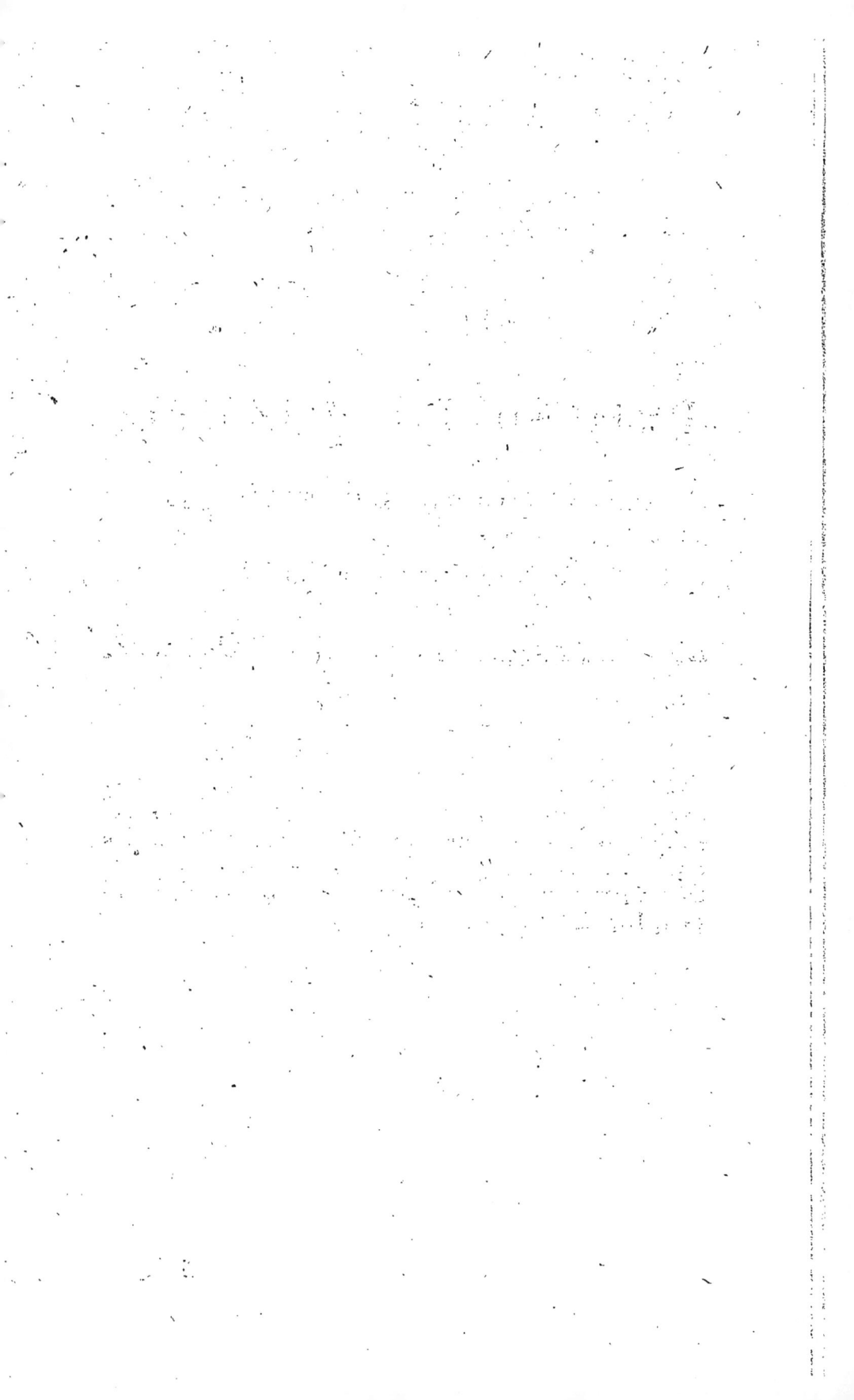

PHTHISIE PULMONAIRE,

PHLEGMASIE CHRONIQUE

DU SYSTÊME DIGESTIF,

ANÉVRISME DU CŒUR ET DE L'AORTE.

Cette observation a, de très-remarquable, la situation perpendiculaire du cœur, dont les mouvemens de totalité en imposaient de manière à faire croire à la fluctuation d'un liquide épanché; l'existence, en outre, du canal artériel par lequel la transmission du sang devait s'opérer, sans qu'il y ait eu, cependant, la moindre apparence de *cyanose.*

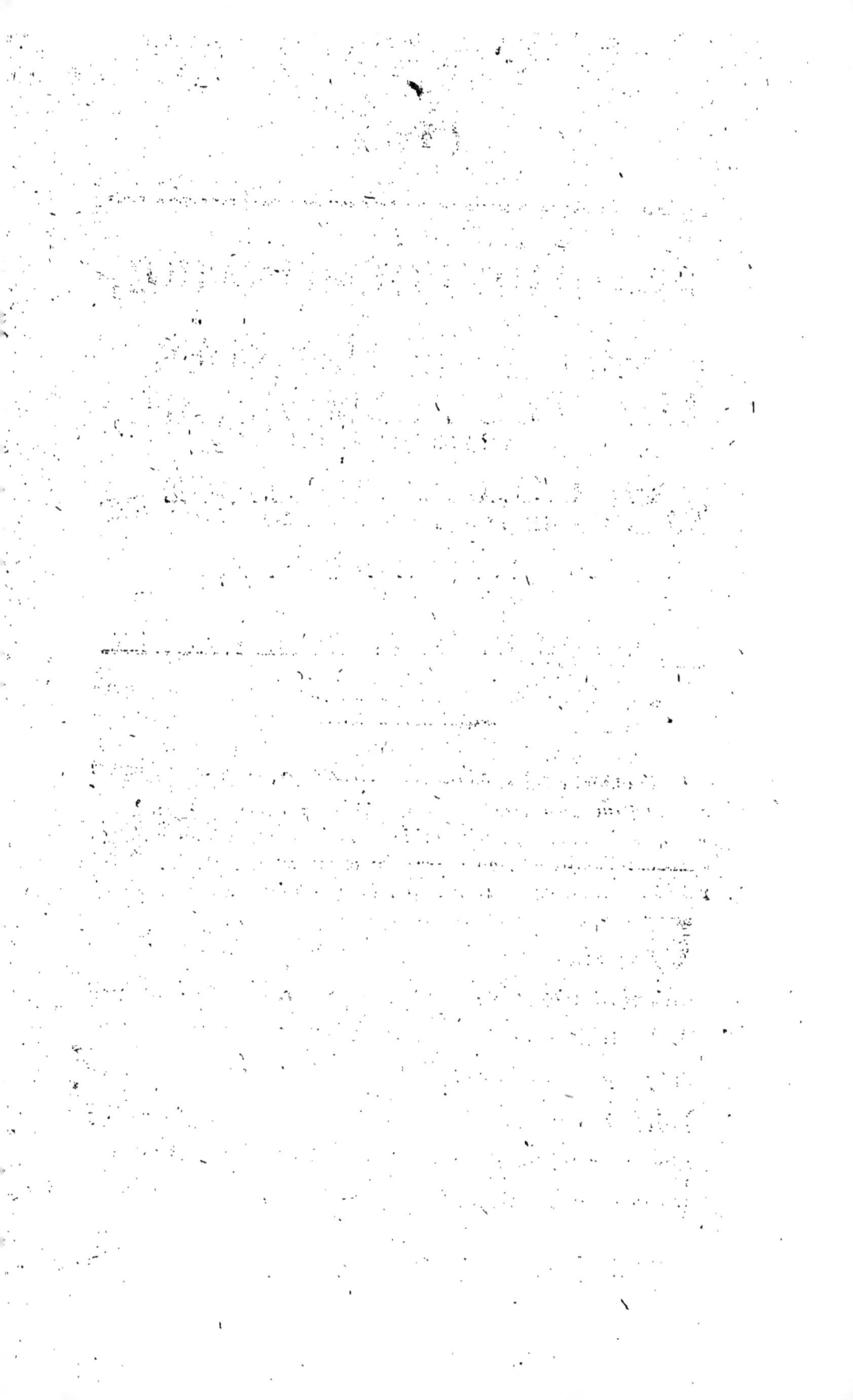

PHTHISIE PULMONAIRE,

PHLEGMASIE CHRONIQUE

DU SYSTÉME DIGESTIF,

ANÉVRISME DU CŒUR ET DE L'AORTE,

CONFIRMÉS PAR L'AUTOPSIE CADAVÉRIQUE.

« Quam fallacia sunt morborum signa! O filii seduli estote in assignandis morborum caracteribus! O quantum difficile est cognoscere morbos pulmonum et de iis certum dare præsagium! Fallunt vel peritissimos, et ipsos medicinæ principes. »

BAGLIVI, *prat. med.*, *lib.* 1, *caput.* 9.

UNE affection organique du cœur, une phthisie tuberculeuse, ainsi qu'une phlegmasie chronique de l'estomac et de tout le système intestinal, ont été, en même temps, après quinze mois de maladie, la cause de la mort de Baptiste CHARMEIL, âgé de vingt-un ans. A quoi donc attribuer un tel conflit de maux?

Une mélancolie vague, des palpitations qu'il

éprouvait sans que celles-ci fussent assez sensibles pour que nous pussions nous en apercevoir nous-mêmes, une constitution diarrhéique, une poitrine resserrée, un accroissement beaucoup trop rapide, d'assez fréquentes fluxions sur les yeux, sur les dents qui étaient toutes cariées, une éruption permanente sur le front, qui avait disparu depuis sa maladie (1), un amaigrissement assez sensible quelques mois avant son départ pour Paris (le 11 décembre 1816), auraient peut-être dû nous éclairer sur son véritable état, si ce concours de choses eût, particulièrement, pu fixer nos sens auxquels en imposait une tristesse extrême, que nous ne rapportions qu'à sa situation morale, lorsqu'elle n'était que l'expression sourde d'un mal déjà avancé. Aussi, pensions-nous, dans notre aveuglement, qu'un nouveau genre d'existence, conforme à ses goûts, le rendrait à la santé, en changeant inévitablement sa situation.

Il partait pour Paris : telles étaient, du moins, nos espérances. Nous ne songions pas à creuser notre esprit d'une douloureuse prévoyance.

(1) Le Docteur BEAUMES a remarqué que tous ceux qui avaient le sang âcre ou les humeurs manifestement disposées à produire des rougeurs, des boutons à la peau, des chaleurs internes, etc., étaient plus enclins à la contagion phthisique. (*Traité de phthisie pulmonaire*, T. 1.er, page 508).

Devons-nous, ingénuement, accuser notre imprévoyance, la faiblesse de notre discernement, ou bien, pour moins mal juger de nous, faut-il tout attribuer à l'incertitude de notre art, lorsque les symptômes ne sont pas assez évidens pour parler d'eux-mêmes? Il est si difficile d'assigner, toujours, le caractère précis de certaines maladies, de le préjuger même! Du moins, la sentence de BAGLIVI, que nous avons prise pour épigraphe, devrait-elle être constamment présente à l'esprit du médecin, pour le porter à la plus grande réserve.

S'il est, cependant, un moyen de prévenir de funestes désordres, c'est au principe du mal qu'il faut s'arrêter; car, lorsque l'altération organique est éminente, l'art est souvent impuissant: *Principiis obsta*, etc. Et encore est-il de fait que la plus grande altération des organes existe quelquefois déjà, sans que le désordre des fonctions elles-mêmes y réponde manifestement, effet de la marche lente et progressive du mal qui entraîne notre perte. N'a-t-on pas vu des viscères détruits sans qu'on ait seulement pu se douter de leur altération? La nature a, sans doute, des moyens de suppléer à des fonctions que nous sommes étonnés de voir jouer, bien que l'or-

gane manque, ou qu'il soit des plus entravés
dans ses opérations.

Enfin est-il vrai que cet infortuné jeune
homme, dont le développement des facultés fut
si précoce, ne fut pas plutôt en route pour
Paris, que la fièvre se déclara. Arrivé dans la
capitale, soutenu par son courage et l'espérance,
il fit des efforts pour braver son mal qui s'accrut,
chaque jour, par une diarrhée que provoqua
probablement l'eau séléniteuse de la Seine. Une
fièvre symptomatique compliqua son état qui
marcha, bientôt, avec une telle évidence de caractère, que la phthisie pulmonaire parut manifeste, lorsque le danger éminent de sa position
décida à le renvoyer à Metz, au sein de sa famille.

Nous le reçûmes après deux mois de séjour
à Paris; mais quels funestes progrès a fait son
mal! la consomption est manifeste; elle est évidemment le résultat d'une phthisie pulmonaire
déjà très-avancée.

Je ne m'arrêterai point à décrire les circonstances les plus ordinaires de son état, ce serait

rappeler, ce qu'on a dit mille fois de ces sortes d'affections ; cependant durant sa longue année d'agonie, quelle variété d'accidens, quelles modifications dans sa sensibilité ! Que d'intervalles de bien, et que de troubles funestes pour déterminer clairement la nature précise de ses maux ! Tantôt, c'est, à la fois, une toux d'accès avec abondance de crachats d'apparence muqueuse, sans odeur ; difficulté de se coucher sur l'un et l'autre côté, ou sur un seulement ; douleur vive vers la région épigastrique, accompagnée de palpitations constantes vers le côté droit. D'autrefois la poitrine cesse d'être le siège du mal, tandis que vers le ventre seul paraît résider l'irritation. Le malade se couche alors indifféremment sur l'un ou l'autre côté de la poitrine, et ne cesse d'appéter les alimens. Dans d'autres circonstances, ce sont des bouffées de chaleur qui s'évaporent de sa bouche et de ses narines, des grincemens de dents, de violens spasmes qui menacent de l'étouffer, une susceptibilité nerveuse tellement vive, que le moindre mouvement, la chute même d'une feuille de papier provoquent des convulsions, lorsqu'il s'aperçoit, à l'instant même, qu'une troisième porte est ouverte, celles qui sont les plus rapprochées de lui étant fermées ; un odorat si fin qu'il s'aperçoit, de loin, du moindre dégagement d'odeurs, tant ses nerfs s'excitent aisément. Souvent sa fièvre est évidemment hectique, d'autrefois il n'en a nulle apparence, et ses forces lui permettent de se promener. Le ventre, alors, ne paraît pas plus affecté que la poitrine; on croit même s'apercevoir d'un peu d'augmentation dans le volume de ses membres. Dans son état de mieux-être, ses palpitations ne se faisaient pas moins sentir sensiblement à droite vers l'appendice xyphoïde, au lieu d'être à gauche. Le malade croyait même percevoir la fluctuation d'un liquide pesant sur le diaphragme, du moins en avait-il le sentiment. Des essouflemens, une forte oppression qui l'empêchait de rester plus de cinq à six minutes debout, tendaient à favoriser l'idée qu'on pouvait se faire d'une collection qui aurait dévié le cœur à droite. C'était précisément du côté gauche dont il se plaignait le plus. Le fait est, d'ailleurs, qu'avant sa maladie, nous n'avions jamais eu lieu de soupçonner une affection de poitrine, mais qu'il avait toujours cru avoir un anévrisme, parce qu'il lui semblait éprouver des palpitations plus sensibles

Que d'incertitudes dans nos jugemens, que de difficultés pour établir un diagnostic sûr!

Tout sans doute démontrait une lésion organique profonde. Nous devions soupçonner une
phthisie tuberculeuse des poumons et du mé-
sentère. Nous devions même nous attendre à
une phlegmasie chronique du système digestif;
mais nous ne restions pas moins incertains sur
l'existence d'un épanchement que nous présumions exister plutôt qu'un anévrisme.

La nature de son mal nous parut d'abord
assez grave pour ne pas hasarder une médecine
trop active. Nous recourûmes cependant aux
exutoires. Un vésicatoire appliqué sur la poitrine accrut l'extrême sensibilité du sujet, aussi y
substitua-t-on un cautère pratiqué sur l'une des
cuisses, le ventre étant, alors, plus particulièrement le siège du mal. Un large épithème de
pommade stibiée lui avait déjà été appliqué, à
Paris, entre les deux épaules.

L'épuisement du sujet, l'anomalie et la variété des accidens, une susceptibilité nerveuse
extrême, un état assez habituel d'irritation générale ou de fluxion sur un point ou sur l'autre,
devaient nous rendre singulièrement circonspects, et ce n'était guères, ici, qu'une médecine
de symptômes qu'il fallait faire.

Aussi lorsqu'il n'existait aucune espèce d'excitation, usions-nous, pour soutenir un peu ses forces, d'une décoction légère de lichen édulcorée ou d'une gelée agréable de cette plante, en supprimant, toutefois, cette prescription quand la moindre irritation apparaissait. Dans ce dernier cas, et le plus ordinairement, on conçoit que la médication devait être des plus adoucissantes, en y comprenant, bien entendu, un régime alimentaire analogue. Eussions-nous pu méconnaître alors cet aphorisme si judicieusement exprimé par Hippocrate, sect. 1.re, aph. 16 : *Victus humidus febricitantibus omnibus confert*, aphorisme que le savant Bosquillon a interprêté, ainsi, dans ses notes de sa traduction des aphorismes : « *Le régime stimulant que nos novateurs veulent substituer à celui que recommande le père de la médecine, produit tous les jours des maux incroyables.* »

C'est ainsi que nous prolongions une maladie qu'un traitement positivement tonique ou stimulant, aurait inévitablement conduit à une issue prompte et douloureuse. Du moins faut-il rendre le plus doux possible ce plan incliné qui conduit à la mort (1)!

_____

(1) Eloge de POULLETIER DE LA SALLE, par VICQ-D'AZIR,

Que n'eût point fait une médecine perturba-
trice! Trop de Médecins, malheureusement,
égarés par la plus incendiaire des doctrines, s'i-
maginent que la débilité apparente des forces
exige toujours l'emploi des toniques, sans voir
que, la plupart du temps, ce dépérissement
ne doit être attribué qu'à un principe d'irritation qu'il suffirait de détruire par une médication entièrement contraire à la leur, pour parvenir à la guérison, du moins retarder les progrès du mal.

Incapables de concilier à la fois l'existence
de deux états opposés dans l'organisme, comme
faiblesse et irritation, ne considérant qu'une débilité parfaite, ou bien une force exclusive, ils
ne voyent pas que leurs décisions sont presque
toujours celles de l'ignorance ou de la prévention, comme s'il n'était pas plus rationnel d'embrasser l'ensemble des symptômes, en les rap-

*« Ses médecins, qui étaient ses amis et ses confrères, reconnurent,
de bonne heure, que les suites de sa maladie seraient funestes,
et ils ne firent point, pour le guérir, des efforts qui auraient
été sans succès. »*

CELSE a établi pour principes que, dans de certaines maladies, on doit s'abstenir des remèdes pour ne les pas diffa-
mer. Il serait plus humain et plus vrai de dire qu'il faut
cesser alors d'en faire usage, pour ne pas augmenter la souffrance des pauvres malheureux condamnés à mourir.

portant aux différens systèmes d'organes, dans les diverses modifications de la vitalité. Ainsi marchent-ils imprudemment dans un sentier d'erreurs homicides, encouragés, d'ailleurs, par un public qui s'en laisse trop souvent imposer, parce qu'il aime un certain genre d'originalité ou de basse complaisance. Mais loin qu'on puisse accuser notre art de tous les maux qu'ils commettent seuls, rendons hommage à cette philosophie médicale de nos temps. Que de succès elle promet à celui qui en cultive les principes !

Immortel BICHAT, NEWTON de la médecine, n'as-tu pas fixé les lois de la vitalité, autant, toutefois, qu'il est permis à notre intelligence de les concevoir !

Si la simplicité des règles est toujours la preuve du perfectionnement d'une science, quoi de plus admirable que les propriétés de la vie telles qu'il les a établies, rapportées à ces élémens organiques, dont il a si bien différencié le caractère ! Que de phénomènes pathologiques se trouvent expliqués par là ! Et n'était-ce pas faute d'envisager convenablement ces phénomènes, qu'on avait si mal conçu le traitement des maladies ? Quoi de plus lumineux que le principe que ce grand homme a établi : « *que les dérangemens maladifs d'un organe portent toujours sur la force vitale dominante*, » sans, toutefois séparer celle-ci de la matière organisée dont elle ne paraît que l'attribut.

Puisse aussi cette doctrine physiologico-pathologique tendre bientôt à sa perfection ! Un homme de génie, un Médecin militaire, Professeur de l'hôpital d'instruction de Paris, promet de justifier nos espérances. Il est seulement fâcheux qu'on ait à lui reprocher d'avoir usé de peu de ménagemens envers son maître, cet illustre nosographe qui, de nos jours, a élevé un si beau monument à la médecine.

AUTOPSIE
CADAVÉRIQUE.

Cavité thorachique.

Aucun épanchement dans la poitrine. Les poumons très-adhérens à la plèvre, particulièrement le droit.

Ces organes, logés dans une cavité rétrécie dans tous les sens, étaient d'un petit volume, remplis de tubercules d'une dureté comme cartilagineuse. La plupart de ces tubercules présentaient de petites cavités pleines de sang et de pus.

Le cœur était placé presque verticalement derrière le sternum et les cartilages costaux du côté droit. Sa pointe répondait à l'appendice xiphoïde qu'elle dejetait sensiblement droit en avant.

La cavité de l'oreillette gauche amincie, était

surmontée d'une autre cavité qui donnait à la totalité de cette oreillette, une capacité au moins égale à celle de l'oreillette droite.

L'aorte présentait une disposition anatomique particulière. De la base du cœur elle se portait directement en haut et un peu en arrière, puis se recourbait tout-à-coup plus en arrière et en bas pour former sa crosse, et aller s'appuyer contre la colonne vertébrale, de manière à former un angle très-sensible.

Du même point de cet angle partaient l'artère innominée (*tronc-brachio céphalique*), et la carotide primitive (*tronc céphalique*). L'artère sous-clavière gauche (*tronc brachial*) sortait isolément à environ 30 millimètres de distance des précédentes.

Depuis la base du cœur jusqu'à l'endroit où l'aorte formait un angle, celle-ci était dilatée. Elle avait 27 millimètres de diamètre sans que ses parois en parussent amincies.

Le canal artériel n'était pas oblitéré. Il donnait passage à un stilet d'un millimètre de diamètre.

Cavité abdominale.

Le péritoine, enflammé dans toute son étendue, d'une couleur livide, parsemé de plaques gangréneuses dans le pourtour du canal intestinal.

Les glandes mésentériques dans l'état naturel.

L'estomac très-ample, des échymoses plus ou moins larges sur toute sa muqueuse, phlogosée et rougeâtre aux environs de l'orifice cardiaque, noirâtre à l'orifice pylorique.

La muqueuse des intestins grêles également enflammée.

Le colon et le rectum, particulièrement rétrécis, ne participaient presque pas à l'inflammation.

Le foie, extrêmement volumineux, refoulait le diaphragme. En apparence sain, son tissu se déchirait cependant avec une grande facilité. Sa face concave participait, un peu, à l'inflammation des organes contigus.

La rate n'offrait rien de particulier.

Le pancréas était dur et comme squirreux.

RÉFLEXIONS.

Les tubercules du poumon, ainsi que l'inflammation chronique du système digestif, s'expliquent naturellement.

L'anévrisme, qui nous a laissé indécis sur l'existence d'un empyème, vient confirmer la malheureuse opinion que CHARMEIL avait de son mal. Il s'était toujours plaint d'un anévrisme dont les signes n'étaient, cependant, point assez marqués pour que nous pussions y croire. On attribuait à un état simplement nerveux, ses palpitations qui n'étaient ni fortes ni constantes. Ses lèvres n'ont jamais paru injectées de bleu.

La déviation du cœur qui, probablement, avait presque toujours été telle, à en juger par la dépression de l'appendice xiphoïde, était, sans doute, la cause qui nous avait, en partie, induit en erreur sur la présence de l'épanchement d'un liquide dans la poitrine.

Ainsi le malade aurait rapporté aux fluctuations d'un liquide, le mouvement qui aurait entièrement dépendu du ballotement du cœur suspendu au milieu du vide formé par la diminution sensible des poumons.

D'après l'idée que nous nous étions faite de la collection d'un liquide, nous pouvions très-bien penser que les pulsations du cœur ne se faisaient sentir à droite, que parce que le liquide, placé à gauche, aurait dévié cet organe du côté où il manifestait sa présence.

Ce dernier jugement était, aussi, fondé sur l'expérience d'observateurs recommandables. Le Docteur FRETEAU (*mémoire sur l'Empyème*, page 50), dit que lorsque l'empyème est à gauche, il n'est pas rare que le cœur, alors déplacé, fasse sentir ses battemens du côté droit.

Nous pensons que cette circonstance insolite de sa maladie est assez remarquable pour devoir nous y arrêter. Elle apprend à ne pas trop s'en rapporter aux apparences pour en déduire des règles absolues.

Mais un autre phénomène, pour le moins aussi remarquable, c'est la non-occlusion du canal artériel. Il n'avait, sans doute, pas cessé de transmettre une partie du sang de l'artère pulmonaire dans l'aorte, à raison de la difficulté que le sang poussé par le ventricule droit avait constamment éprouvée à passer librement dans

le système pulmonaire par un vice évident d'organisation qui préparait la perte du sujet.

L'impulsion plus forte du sang vers la crosse
de l'aorte est probablement la cause de sa dilatation, sans qu'on puisse expliquer peut-être
autrement que par une conformation naturelle,
sa courbure anguleuse; à moins, cependant, que
la position presque perpendiculaire du cœur
n'ait produit cet effet en l'obligeant à céder à
son propre poids. En effet, on a observé que
la déviation de cet organe était, le plus souvent,
le résultat elle-même des anévrismes de l'aorte
selon la situation et le volume de la tumeur.

Le Docteur LAENNEC (*de l'auscultation mé-
diate, art.* 3 *des effets des anévrismes de l'aorte
sur les organes voisins*), avait fait cette remarque, qui explique, finalement, ce qui en
avait imposé au malade ainsi qu'à nous.

Sa poitrine, évidemment trop étroite, aurait-
elle dû faire pressentir une organisation primitivement vicieuse des poumons, qui aurait
secondairement entraîné l'état du cœur? ou
bien l'organisation première de celui-ci, aurait-elle été le principe de l'affection des pou-

mons ? Les rapports de ces deux organes sont
trop évidens, leur consensus trop nécessaire,
pour qu'ils ne s'influencent pas réciproquement
de manière à produire de semblables effets.

Le volume du foie serait-il le produit de la
nutrition excédente du système abdominal, par
suite du plus grand développement de la circulation aortique ?

Au surplus, il paraîtrait que, malgré ce désordre des organes de la circulation, il s'était
établi un équilibre apparent, puisque le pouls
n'était habituellement que précipité sans aucune
intermittence. Rien n'avait nui au système céré-
bral, puisque CHARMEIL avait toujours conservé
la même intelligence.

Le passage du sang veineux dans le sang artériel s'étant opéré par le canal artériel, comment
n'y a-t-il pas eu le moindre indice de cyanose,
ainsi qu'on en rapporte des exemples, lorsque
cette communication est congénitale.

NOTICE FUNÈBRE

SUR J.-B. CHARMEIL,

CHIRURGIEN SOUS-AIDE A L'HOPITAL MILITAIRE
DE LA GARDE ROYALE.

Comme personne ne doit, sans blesser les convenances, présenter au public des objets qui n'intéressent que sa propre douleur, nous eussions été loin d'insérer ici une notice funèbre qui n'a droit d'être offerte qu'à des parens ou à des amis, si elle ne concourait à donner une idée encore plus précise de la situation de notre malheureux frère.

Le moral étant dans une dépendance absolue du physique, cette notice donnera la mesure des rapports qui existent entre ces deux abstractions, en expliquant la situation de son ame par les désordres mêmes de son organisation dont l'histoire vient d'être faite.

Quelques belles espérances qu'il ait données, nous ne pouvions être autorisés, sans doute, à le louer publiquement, puisqu'au résultat, il n'avait encore rien fait pour la science à laquelle il se consacrait.

Qu'on veuille bien seulement ne pas être insensible à l'affliction que nous éprouvons de sa perte, en faisant grace au motif qui nous dirige.

. . . . flebilis occidit,
Nulli flebilior quam *mihi*.

HOR.

NOTICE FUNÈBRE

SUR J.-B. CHARMEIL,

CHIRURGIEN SOUS-AIDE A L'HOPITAL MILITAIRE DE LA GARDE ROYALE.

» Je tremble que la fortune ne m'accable, aujourd'hui, de
» ses dons, que pour acquérir des droits sur moi, et
» me faire payer, ensuite, bien cher tant de bonheur. »

(D'une lettre écrite, de Paris, à son frère).

TRISTE et déplorable vérité! la mort mois-
sonne tout....... Si, du moins, bornant ses ravages à la décrépitude, elle respectait la jeunesse,
nos vœux ne seraient point trompés, et la résignation nous serait facile; mais mourir au
printemps de ses jours, voir s'engloutir, dans
la nuit des tombeaux, les plus belles espérances,
garanties, déjà, par de brillans succès, c'est le
comble de la douleur........; il faut verser des
larmes......... !

Vieillesse respectée, soumise aux lois qui veil-
lent à la succession des êtres, vous cessez de
vivre, quels que soient nos regrets, sans que
la mort ait pour vous de véritables rigueurs;
c'est le cours de la nature.

Tels sont les sentimens dont la perte de CHAR-
MEIL nous a pénétrés! Parler de lui, c'est dire
qu'il fut cher à tous ceux qui l'ont connu; c'est
retracer le modèle des plus belles qualités dont
puisse se parer la jeunesse.

Si l'on s'arrête à celles de son esprit, on y
trouve une mémoire heureuse, une conception
grande et facile, une raison juste et prématurée,
une élocution pure, aisée, embellie des fruits
de ses études, nourrie de la justesse de ses pen-
sées, marchant toujours avec la propriété des
termes, chose rare à son âge.

Si nous passons à l'éloge de son cœur,
nous avons également à recueillir.

Une extrême humanité, une compassion facile à émouvoir, une grande obligeance, une
heureuse égalité de caractère, beaucoup de dou-
ceur dans ses relations, une discrétion à toute
épreuve, une patience et une résignation admi-

rables, l'affection la plus pure et la plus soumise pour ses chefs et ses parens, complètent, sans doute, l'assemblage parfait et non flatté des qualités de celui dont je déplore la perte aujourd'hui.

CHARMEIL n'eut malheureusement point d'enfance : ses goûts pressentaient une raison solide. Une grande docilité était moins chez lui le fruit de l'éducation, que le résultat d'un naturel heureux qui promettait d'embellir sa passagère existence. Ce n'est pas qu'il fut insensible aux traits de la contrariété, à l'arbitraire de l'injustice, mais, quoique jeune, il était déjà maître de se contenir. Un discernement pour ainsi dire instinctif, lui avait, sans doute, appris que rien ne troublait plus le calme de la vie qu'un trop libre essor donné à sa franchise; il était franc, mais réservé.

Ses études, commencées de bonne heure, furent achevées à quatorze ans, avec le plus brillant succès. Une ample moisson de couronnes en grec, en latin, en philosophie et en mathématiques, dernière science, pour laquelle la justesse de son esprit lui donnait une vraie prédilection, avait pleinement justifié nos espérances, et c'est sur elles que nous devions pleurer !

C'est au lycée de Strasbourg, sous les auspices d'un ami de son père, feu M. VILLAR, doyen de la faculté de médecine de cette ville, que ce bon et modeste jeune homme a recueilli la plus grande part de ces vains lauriers dont il ne devait laisser que le triste souvenir. *Tout est fumée aussi bien que la gloire*, disait-il, avec l'accent d'une douloureuse vérité, quelques jours avant sa mort.

Après avoir recueilli d'aussi beaux fruits des travaux précoces de son adolescence, il était digne, sans doute, de pénétrer dans le sanctuaire du temple consacré à la santé, pour devenir un jour un de ses plus dignes ministres. Qui, mieux que ses vertus naissantes, nous le garantissait !

L'image vénérée de son père planait au-dessus de lui pour en donner l'assurance. Nom respectable que vous ajoutez à mes regrets !

C'est avec une nouvelle ardeur qu'il parcourt la carrière qui lui est offerte; il ne laisse rien sur son chemin qu'il ne recueille avidement. Les difficultés sont vaincues, les dégoûts sont bravés, et de nouveaux lauriers, fruits de sa noble persévérance, viennent ceindre son front déjà imprimé des désordres croissans d'un mal affreux et sans remède.

Le titre de Chirurgien sous-aide à l'hôpital de la garde royale, était venu ajouter au prix qu'on lui avait décerné à l'hôpital militaire d'instruction de Metz. Ce surcroît de bienfaits devait redoubler son émulation, en le produisant sur le théâtre des grandes choses, et Paris lui en offrait les merveilles.

De si grands biens, cette fois, l'avaient trop étonné pour qu'il ne fît pas part de ses tristes pressentimens. Il venait d'arriver à Paris ; voici ses propres expressions : « *Je tremble que la fortune ne m'accable aujourd'hui de ses dons, que pour acquérir des droits sur moi, et me faire payer, ensuite, bien cher tant de bonheur.* »

Autre pressentiment plus déchirant encore ; je me le rappelle : il a souvent dit, à sa malheureuse mère, qu'il ne passerait guères vingt ans.

Quelle est donc cette faculté intuitive qui, indépendante des sens et de la raison, nous subjugue et devient un oracle ? L'oracle est accompli........... !

Déjà au lit de la mort, lorsque, Chirurgien à la garde royale, on nous l'envoya pour recevoir les soins empressés de sa famille, on se souvient que son nom fut publié à la distribution solennelle de l'hôpital militaire d'instruction, pour y avoir remporté le premier prix.

Si, perçant déjà dans un triste avenir, nos regrets devaient croître en raison de nos espérances, qu'il fut doux et flatteur ce témoignage public, hélas ! le dernier qu'il dut obtenir dans le monde.

CHARMEIL n'eut qu'un éclat passager, et pour emprunter une expression à l'éloquent VICQ-D'AZIR : *Nous ne l'avons possédé qu'autant qu'il fallut pour nous apprendre à le regretter : semblable à ces esquisses que la main d'un grand peintre commence et refuse d'achever, son histoire offre l'ébauche de tous les traits dont l'assemblage devait former un jour un homme rare et distingué.*

Une longue agonie de quinze mois est venu

rompre la trame d'une aussi belle vie. Une affection, dont l'origine date, sans doute, d'un
développement beaucoup trop rapide, depuis
longtemps minait sourdement son organisation
par des progrès insensibles. Le désordre éclata,
enfin, au moment même où, rendu à sa destination, il aspirait à de plus dignes succès. Tout
donnait à penser que les fruits d'une belle cul-
ture succéderaient aux fleurs de l'espérance. Il
eût nécessairement puisé, auprès de professeurs
célèbres, cet essor que donne une grande émulation, car rien n'inspire autant l'amour de l'é-
tude et de la gloire que la fréquentation des
grands hommes.

Un travail poussé avec trop d'ardeur et sans
discontinuation, depuis un âge tendre, aurait-il
contribué à la perte que nous déplorons! On
s'expose à perdre ses droits à l'immortalité, en
se vouant, par un excès de fatigue, à une mort
certaine et prématurée.

Toujours est-il vrai que l'état de consomption
dans lequel il est mort, débuta, depuis long-
temps, par une diarrhée devenue constitution-
nelle, une faiblesse radicale de ses membres su-
périeurs, des palpitations devenues presque con-

tinuelles, une mélancolie qui ne lui laissait guères que de courts intervalles de gaieté. Les décrets de la providence devaient, malheureusement, s'accomplir, et l'ouverture de son corps a justifié toute l'étendue du mal le plus grave et le plus décidément mortel. Précisément, les organes dont il se plaignait ont été, à la fois, le siège de sa maladie. Son état ne nous en imposa point : aussi, ministres attentifs de la nature, et non pertubateurs homicides, nous adoucîmes les maux que nous ne pouvions espérer de guérir.

Je ne terminerai pas sans faire l'éloge de son courage, de sa rare résignation : il voyait depuis longtemps sa fin sans s'effrayer, il en parlait avec la sérénité d'un sage, pour y préparer ceux qu'elle devait accabler. Ce n'est pas qu'il n'entrevît, parfois, quelques lueurs d'espérances ; nous aimions tant à le bercer de ces flatteuses chimères !

On aime à se pénétrer de l'idée qu'il ne souffrait pas toujours. Chose étonnante ! un mois peut-être avant d'expirer, et le désordre était déjà à son comble, il nous disait, avec une tranquillité qui arrachait des larmes, « *que jamais il n'avait été plus heureux, qu'il éprouvait pres-*

que les béatitudes du mystique Père LEBLANC; *qu'il consentirait volontiers à ne pas sortir de sa situation.* »

Heureuse compensation des choses d'ici-bas! Dieu! c'est ainsi que vous nous distrayez des angoisses de la vie!

Son agonie fut heureusement très-courte : il ne se vit guères mourir que pour nous dire un éternel adieu. Non, je ne vis jamais une expression plus noble, aussi sérène (1). Détaché des passions de la terre, l'éternité commençait pour lui.

Il a dignement rempli ses devoirs religieux. Il croyait trop aux bienfaits consolateurs de la religion, pour s'en écarter! Quoique jeune, il admirait si souvent les œuvres de la nature!

---

(1) » Je contractai un regard assuré comme ces malades de la consomption, dont les yeux prêts à être fermés par la mort, brillent d'un éclat plus vif pendant quelques instans avant de s'éteindre pour toujours. » (*Mémoires de la princesse Caroline à la princesse Charlotte, sa fille,* lettre 25.)

COUP DE FEU

AVEC FRACAS DES OS DU TARSE ET DU MÉTATARSE,
GUÉRI RADICALEMENT EN 64 JOURS, PAR LA
SEULE APPLICATION DE L'EAU, A DIFFÉRENS
DEGRÉS DE TEMPÉRATURE.

COUP DE FEU

AVEC FRACAS DES OS DU TARSE ET DU MÉTATARSE,
GUÉRI RADICALEMENT EN 64 JOURS, PAR LA
SEULE APPLICATION DE L'EAU, A DIFFÉRENS
DEGRÉS DE TEMPÉRATURE.

Combien de fois les eaux de la Moselle, du Rhin, du
Danube, du Lech, de l'Oder, de l'Elbe, du Bug, de
la Vistule, du Niémen, du Tage, du Quadalquivir, etc.,
n'ont-elles pas seules fait les frais de nos nombreux
blessés ? Et l'on voit que la préférence réclamée en faveur
de l'EAU, remonte, pour nous, au commencement de
la guerre dont nous venons de voir l'heureuse fin.

EAU, *Dictionnaire des sciences médicales*,
T. X, page 481.

QUAND on aime la vérité, on ne se prévient
pas plus en faveur d'une chose, qu'on ne la
rejette inconsidérément. On compare les opinions, et l'on cède franchement, lorsqu'une
expérience avérée a d'ailleurs, pour elle, la
sanction d'autorités respectables.

Ce raisonnement est précisément applicable
à l'Eau, dont on peut justement apprécier les

heureux effets, sans encourir, pour cela, l'épi-
thète de Médecin d'eau douce.

Pour imposer au vulgaire, faut-il donc toujours s'élever au merveilleux? Le temps nous
a enfin dessillé les yeux, et ce n'est plus que
la conviction en main qu'il faut procéder aujourd'hui.

En effet, qu'opposer raisonnablement au témoignage d'HIPPOCRATE, de CELSE, de PARÉ, de
LAMORIER, de SANCASSANI, de KERN, de HORN,
de LOMBARD, du baron LARREY, et principalement du baron PERCY, dont l'article EAU, du
Dictionnaire des sciences médicales, est, à lui
seul, la monographie la plus concluante?

La cure des plus promptes d'un coup de feu
à travers le pied, avec fracas des quatre derniers
os du métatarse, d'une partie de la deuxième
rangée des os du tarse, justifierait pleinement
de pareilles assertions, s'il était possible, un
seul instant, de les révoquer en doute.

C'est seulement un beau fait de plus à ajouter
à ceux qui doivent consacrer l'efficacité d'un
moyen aussi simple, et dont l'action s'explique
très-bien.

Puisse cet exemple, appuyé tout récemment des observations du Docteur LAURENT (1), confirmer, de plus en plus, l'heureux exemple du moyen dont nous voulons concourir à établir l'utilité!

M. d'A******, ancien capitaine d'infanterie, âgé de 55 ans, parfaitement sain, de complexion athlétique, néanmoins très-impressionnable, eut, à la chasse, le 12 novembre 1817, le pied traversé d'une forte charge de plomb de lièvre. Appelés trois heures après son accident, sa blessure nous présenta, sans qu'il y eut hémorragie, un fracas manifeste des os du tarse et du métatarse.

Le coup, qui avait fait balle par la direction droite du canon, qui était presque à bout portant, traversait directement la partie moyenne du métatarse, de la surface supérieure à la surface inférieure. La plus forte portion de la charge était restée dans le pied, sans, cependant, un trop grand délabrement à l'extérieur.

---

(1) Observations sur les avantages de l'EAU simple dans la cure des lésions externes, par le Docteur LAURENT, chirurgien-major des gardes-du-corps, lues à la société de médecine de Paris, le 20 mars 1817. *Recueil périodique de la Société de médecine*, T. 60, mai 1817.

L'indication (1) fut de suite remplie par de longues et profondes incisions ayant pour but le débridement et l'extraction des plombs, ainsi que de nombreuses esquilles, de celles, du moins, qui pouvaient être extraites sans trop d'efforts.

Nous eussions craint, sans cela, de déterminer une irritation que nous voulions prévenir. Les pièces qui pouvaient se consolider, devaient sans doute être ménagées, la suppuration suffisant, d'ailleurs, pour entraîner celles qui devenaient corps étrangers.

_____

(1) Pour ne pas être en contradiction avec les meilleurs préceptes, nous devons justifier ici notre conduite : nous n'avons pratiqué les incisions que pour prévenir des maux imminens, résultats des nombreuses brides que nous eussions laissé subsister. C'eût été un obstacle à la sortie de nombreuses esquilles, la cause d'une inflammation aussi grave, que la douleur eût été cruelle. Les inconvéniens mêmes qui peuvent résulter de la section de quelques vaisseaux des aponévroses et des cordes tendineuses, peuvent-ils contrebalancer les maux graves qui seraient inévitablement la suite de leur conservation !

Bien qu'il soit en général de règle de ne pas débrider les plaies d'armes à feu des pieds et des mains, il est cependant des cas qui l'infirment contre les principes qu'établit peut-être trop rigoureusement M. le Professeur RICHERAND. Voici comme s'exprime M. RICHERAND, page 82, T. I.er de sa NOSOGRAPHIE CHIRURGICALE : » *Le débridement est inutile dans les plaies des parties peu charnues, telles que le crâne, le bas de la jambe, le pied, le poignet et la main. Le grand nombre de nerfs et de tendons qui se trouvent dans ces dernières parties, rend toute incision dangereuse.* »

Nous devions, peut-être, nous attendre à une
sérieuse hémorragie, par la difficulté de ménager
les artères plantaires; mais elle fut heureusement
prévenue par la constriction des vaisseaux divisés
probablement d'abord, par le coup de feu, et
retractés ensuite dans les chairs (1).

---

(1) Nous citerons une preuve remarquable des effets de l'astriction des plus gros tubes artériels par les coups de feu.

À l'affaire de Medina del Campo, nous fûmes obligés, vu
le grand danger que nous encourions sur le champ de bataille,
de nous borner à retrancher un lambeau qui restait d'une
amputation faite par le boulet à la partie supérieure du bras,
sans qu'il nous fût possible de faire une seule ligature.

Pour nous être informés du blessé que nous retrouvâmes
ensuite dans un des hôpitaux de Walladolid, nous attestons,
rien n'ayant été changé à ce que nous avions fait d'abord,
que, malgré l'abondance de la suppuration, la guérison ne
s'en est pas moins opérée sans la plus petite hémorragie et sans
avoir eu recours à la moindre ligature. Le blessé nous intéressait
sous le double rapport de l'observation et de l'amitié qui nous
liait à son parent, adjudant-major au 6.e régiment de dragons,
où nous étions chirurgien-major.

M. le Docteur ZINCK, actuellement chirurgien-major à
l'hôpital de Givet, nous a parlé d'un cas à-peu-près semblable. Le jour de la bataille de Dresde, il fit une amputation de l'avant-bras sans pouvoir faire la ligature des artères,
à cause de leur profonde rétraction. La cure ne s'en fit pas
moins : il n'y eut pas d'hémorragie.

Nous ne doutons pas que de pareils faits n'aient été,
nombre de fois, observés dans les armées. Les observations
du Docteur TAXIL SAINT-VINCENT, chirurgien de 1.re classe
de la marine royale, font foi d'ailleurs.

Dans un mémoire sur la rétraction des grosses artères, lors

Il n'y eut, en effet, de sang répandu que ce
qui convenait, précisément, pour contribuer à
empêcher les fâcheux effets d'une inflammation
beaucoup trop à redouter, sans doute, dans des
parties où la multiplicité des vaisseaux de toute
espèce, et la nature fibreuse des tissus procréent
autant d'accidens.

Aussi pour éviter plus sûrement encore les résultats de la distension des tissus, dans les parties
où elle éprouve tant d'obstacles à se faire, par
opposition aux lieux où ceux-ci sont naturellement mous, nous nous déterminâmes sur-le-
champ, avant le développement de toute espèce
de fluxion, à l'application de l'eau froide;

---

de leur section transversale complète (*Journal universel des
sciences médicales*, T. I.er, page 324), ce chirurgien donne,
entr'autres exemples de rétraction artérielle, à la suite d'am-
putations, celui d'une amputation de cuisse guérie sans qu'il
eût été possible de pratiquer une seule ligature : ce fut après
une amputation nécessitée par un grand délabrement à la jambe,
causé par un gros boulet. Le blessé avait eu à supporter un
long et pénible transport, trois attaques successives de fièvre
endémique, ainsi que des dépôts profonds suivis d'exfoliation.

Le Docteur TAXIL paraît attribuer un phénomène pathologique aussi heureux à la faculté rétractile inhérente aux tissus
organiques, destiné à lutter contre l'état continuel d'extension
auquel sont forcées les parties ramifiées et disposées à se laisser
parcourir par les fluides.

recommandation faite d'humecter incessam-
ment, nuit et jour, le pied et l'extrémité inférieure de la jambe, ce qui équivalait à un
bain permanent.

Notre but était, évidemment, de resserrer
assez les capillaires de la peau et des tissus sub-
jacens, pour prévenir le développement, du
moins l'accumulation du calorique dont il paraît
que le siège de première émission est spécialement dans le réseau des dernières ramifications
artérielles.

Pour suivre les conseils donnés par M. le
baron PERCY, article EAU, nous préférâmes
l'application des compresses de toile et de mol-
leton, imbibées d'eau, au cataplasme dont le
poids est tout au moins incommode, ayant soin
d'interposer du linge entre la peau et le tissu
de laine qu'on imbibait fréquemment.

Le régime, en conséquence, fut mis en rapport avec l'objet que nous nous proposions. Le
blessé observa la diète, en usant aussi de boissons tempérantes, d'eau froide, de limonade
et d'émulsion. Une assez forte saignée fut pratiquée.

Nos espérances ne furent pas trompées, le calme fut, en effet, le résultat des moyens que nous indiquâmes. Le sujet n'éprouvait d'autre sensation qu'un léger engourdissement du pied, sans aucune douleur, conséquence d'une action éminemment sédative. A peine si le blessé éprouvait un léger mouvement fébrile. La fièvre vulnéraire n'étant que le produit de l'irritation de la blessure, communiquée au centre de la circulation sanguine, l'irritation étant nulle, il ne paraîtra pas surprenant que la fièvre n'ait point existé, et il fallait continuer de la prévenir.

Le surlendemain, quatrième jour de la blessure, on leva l'appareil ; pas la moindre tuméfaction, légère astriction à la peau, peu de sensibilité. Les plaies furent mollement pansées en interposant simplement un bourdonnet plat et long entre les bords de la blessure, continuation faite de l'eau froide jusqu'au septième jour, où la suppuration parut s'établir sans rougeur bien manifeste.

Le développement d'un léger degré de sensibilité rendait le mouvement du pied quelque peu pénible sans qu'il y eut même de fièvre.

L'irritation ayant été heureusement prévenue,

conséquemment l'excès d'inflammation qui pouvait en être le résultat, nous crûmes qu'il était
temps de recourir à l'eau tiède, pour relâcher
légèrement et graduellement les tissus, favoriser
l'expulsion des esquilles.

En effet, la chute des escarres s'opéra convenablement, et il n'y eut de suppuration que celle
qu'on devait attendre d'une inflammation très-
modérée, qui ne produisit qu'un léger foyer que
nous incisâmes vers le bord interne du pied,
sur le premier et le deuxième os du métatarse,
près du tarse. Ce petit apostème fut causé par
la présence d'un gros plomb. C'est le seul accident qui ait réellement fait souffrir le blessé
qui, depuis, a été de mieux en mieux.

Déjà le dix-huitième jour de la blessure, le
petit dépôt était presque cicatrisé. Nous com-
mençâmes, dès-lors, à extraire journellement
des esquilles par les plaies que nous avions dila-
tées. Nous les obtenions sans efforts, tant le
relâchement était favorable, le degré de dilatation convenable à leur extraction.

Soixante esquilles, enfin, ont été successivement enlevées jusqu'au quarante-cinquième jour

de la blessure. Il faut y ajouter la presque totalité des plombs contenus dans le pied : ils étaient
applattis et déformés.

Ces esquilles comprenaient la plus grande
partie du deuxième et du quatrième os du métatarse, une portion du cinquième, la tête entière du troisième, et quelques débris de la
deuxième rangée des os du tarse.

Il est notable que leur expulsion fut tellement
facile, qu'elle n'était guères qu'un jeu pour nous
et le blessé qui était assez volontiers monté sur
le ton de la plaisanterie durant même son pansement, tant l'inflammation était légère, la situation du corps favorable.

Nous n'avançons rien qui ne puisse être
prouvé, puisque M. d'A****** est connu, a
Metz, par le rang honorable qu'il occupe dans
le monde.

Depuis quelques temps nous faisions usage
d'éponge préparée à la ficelle pour maintenir
dilaté le trajet des plaies, et par là, nous rendre
entièrement maîtres des moindres esquilles qui
eussent pu s'opposer à une prompte et solide
guérison.

Il résulta du vide formé par la perte de substance et la dilatation opérée par l'éponge, une
ouverture droite, régulière, cylindroïde, de 27
millimètres de diamètre, espèce de lunette à travers laquelle on voyait sensiblement les objets.

Cette ouverture avait réellement quelque
chose de singulier. On eût dit qu'elle avait été
faite avec un emporte-pièce à travers un pied
pour ainsi dire sain.

Convaincus que nous n'avions plus rien à
extraire, car tout était palpable au doigt et à
l'œil, nous remplaçâmes l'éponge par un séton
dont la traction ménagée devait produire l'inflammation adhésive, après avoir encore quelque temps entretenu l'ouverture, il fallait bien
favoriser définitivement la guérison. Il y aurait
eu, d'ailleurs, un inconvénient réel à ce que le
trajet durât trop de temps. Ne pouvait-t-il pas
rester fistuleux?

Le cinquantième jour, la plaie, très-rétrécie,
fut définitivement livrée à elle-même.

Le soixante-quatrième jour de l'accident,
deux cicatrices solides vinrent couronner l'œu-

vre d'une cure raisonnée d'après les principes
que nous avions d'abord conçus. Le pied est
sans difformité, et son articulation tarso-tibiale
parfaitement libre.

Une excellente constitution a sans doute beaucoup fait pour le succès de la cure; mais on ne
conviendra pas moins qu'elle comportait aussi
tous les élémens de cette inflammation si re-
doutable dans des parties de la nature de celles
que nous avons soignées.

Nous avons dû cesser l'eau tiède dès la fin
de l'extraction des esquilles, pour ne pas relâcher outre-mesure, puisque l'atonie eût été le
résultat non-équivoque d'une médication devenue intempestive. Un commencement d'œdé-
matie céda bientôt à l'usage des applications
amères et aromatiques.

Le traitement interne a été des plus simples,
comme nous l'avons déjà dit; il a habituellement
été tempérant; et nous n'avons usé de laxatifs
que lorsque les selles devenaient rares. En effet,
le resserrement du ventre pouvait entraîner de
l'irritation et détruire l'harmonie que nous desi-
rions entretenir dans toutes les fonctions.

Lorsque nous nous sommes proposés de favoriser la cicatrisation, en livrant à lui-même le
trajet que nous avions maintenu pour l'expulsion des plombs et des esquilles, nous avions
pensé qu'il était convenable de prescrire alors
des purgatifs, comme moyen de dérivation.
Les déjections alvines sollicitées ainsi, devaient
nécessairement tendre à diminuer, peu-à-peu,
l'exhalation du pus. On y ajouta un exutoire
pour assurer un plein succès.

Ce qui est d'ailleurs assez concluant pour le
genre de médication dont nous avions d'avance
calculé les effets, c'est que le blessé n'a pour
ainsi dire pas éprouvé de fièvre, tant la circulation du sang fût calme, le système nerveux
exempt de troubles, malgré la grande excitabilité du sujet.

QUELQUES CONSIDÉRATIONS

Sur l'usage topique de l'eau à différens degrés
de température.

Nous ne sommes plus surpris, mais nous admirons les effets d'un moyen aussi simple qu'il est avantageux dans ses résultats. Pour le bien de l'humanité, on le trouvera toujours dans nos camps et dans nos demeures.

Consolons-nous donc de n'avoir point à regretter les eaux d'arquebusade et ces composés divers que notre art prodiguait naguère si inconsidérément, que l'ignorance et l'entêtement accréditent seuls encore.

Nous aimons à voir le brillant auteur de l'article ÉRUDITION *du Dictionnaire des sciences médicales*, l'honneur de la chirurgie militaire, préconiser ainsi (article EAU) l'usage de cette liqueur vraiment précieuse : SYDENHAM *disait qu'il renoncerait à la médecine si on lui ôtait l'opium ; pour moi*, dit l'illustre baron PERCY, *j'aurais abandonné la chirurgie des armées, si l'on m'eut interdit l'usage de l'eau*. Le moderne PITARD, M. le baron LARREY, vient sans doute confirmer l'opinion du *nouveau Paré*, en attribuant à l'eau que nos blessés portaient avec eux dans les déserts de l'Egypte, la cure prompte de leurs plaies même les plus graves (1). Heureux succès que vient encore justifier l'application de ces simples feuilles de bananiers trempées d'eau, auxquelles recourent les Indiens pour cicatriser leurs blessures !

Mais tout en faisant l'éloge d'un pareil moyen thérapeutique, combien il importe, pour être judicieux dans son emploi, de consulter la nature précise de la blessure, considération faite de la texture des parties et des altérations vitales qui leur sont propres !

A l'importance de ce précepte, il faut indispensablement ajouter l'appréciation de l'état général du sujet, de sa constitution particulière, l'influence de l'atmosphère, des saisons et du climat.

_____

(1) LARREY. *Relation chirurgicale de l'armée d'Orient.* TRANSPORT DES BLESSÉS DANS LE DÉSERT. « On s'étonnera sans doute d'apprendre qu'avec quelques galettes de biscuit, un peu d'eau douce qu'on portait avec chaque blessé, et l'usage de l'eau saumâtre pour leur pansement, un grand nombre de ces individus affectés de blessures graves à la tête, à la poitrine, au bas-ventre, ou privés de quelques membres, ont passé les déserts d'une étendue d'environ 60 lieues, qui séparent la Syrie de l'Egypte, sans nuls accidens et avec de tels avantages, que la plupart se sont trouvés guéris lorsqu'ils ont revu cette dernière contrée.

Bien entendu qu'en parlant de l'eau comme topique, nous insistons, particulièrement, à ne pas confondre les propriétés diverses qui résultent de ses différens degrés de température. Ce dernier point est tellement essentiel, que c'est à l'action froide de l'eau que nous attribuons, d'abord, les succès de la cure que nous avons faite.

Il fallait bien qu'HIPPOCRATE eût déjà apprécié cette propriété, pour nous avoir donné cet aphorisme : *Tumores autem in articulis et dolores absque ulcere, et podagricos et convulsiones; horum plurima frigida multa affusa, et levat, et attenuat, et dolorem solvit. Torpor enim modicus doloris solvendi vim habet.* (LORRY, *aphor.* 25, § 5).

Mais si la température froide est précieuse dans l'état des choses telles qu'elles existaient pour le sujet de notre observation, avec quelle réserve ne doit-on pas s'en servir, afin de remplir précisément le but qu'on se propose?

Se hasarderait-on, par exemple, à employer l'eau froide dans une inflammation déjà prononcée, sans s'exposer à l'accroître, à produire même la gangrène?

Ne serait-ce pas risquer une conversion fâcheuse d'une inflammation critique, que de supprimer celle-ci, en ne voyant en elle qu'une
simple affection locale?

Les exemples de ces répercussions inconsidé-
rées, produites par l'eau froide et les prétendus
résolutifs, ne sont malheureusement que trop
multipliés. Entr'autres faits cités par différens
praticiens, le Docteur Latour (*Traité des hémorragies*), a vu une hémoptysie allarmante
succéder immédiatement à la disparition, à la
suite d'une de ces applications, d'une phlegmasie qui occupait toute l'étendue de la jambe.
Un vésicatoire appliqué de suite sur la même extrémité, a heureusement remédié à un pareil accident, en détournant le mouvement fluxionnaire
de la poitrine. L'exutoire ne produisit, ici, son
effet qu'en déterminant un abcès considérable.
La dérivation était heureusement proportionnée
au travail qui s'était établi avec tant de force sur
les poumons.

Les douleurs elles-mêmes, sans aucune espèce
d'altérations organiques, n'exigent pas de moins
grandes précautions. Et dans la certitude même
que Théden (*Progrès ultérieurs de la Chirurgie*), ait dissipé, comme par enchantement,

avec des fomentations d'eau froide, une douleur sciatique intolérable, ne s'exposerait-on pas, dans pareille circonstance, à produire une dérivation funeste ?

Une observation de SCHMUCKER (*Bibliothèque de chirurgie du nord, traduct. de Rougemont,* page 105), vient à l'appui de cette proposition : Un homme appliqua de l'eau froide sur son pied où il avait une douleur goutteuse ; la douleur disparut, et le lendemain il fut aveugle.

Notre objet principal est d'ailleurs, ici, de considérer l'eau froide relativement aux plaies des parties les plus sèches des membres, celles qui se composent plus spécialement de tendons et d'aponévroses, où l'inflammation produit conséquemment le plus de ravages par la difficulté de la distension des tissus.

A quels désordres ne sont pas exposées, par exemple, les articulations en général, la main et le pied, lorsque, ces parties ayant été dilacérées par des coups de feu, on n'est point assez heureux pour prévenir les effets d'une inflammation d'autant plus à redouter que les tissus sont naturellement plus serrés (1) !

_____

(1) EAU. *Usage chirurgical. Diction. des sciences médicales,*

Ne convient-il pas, alors, d'éviter, pour obtenir une issue favorable, que les fluides, appelés par l'irritation, ne s'accumulent dans les vaisseaux de manière à forcer, outre mesure, l'extension des parties tendineuses et aponévrotiques, et à agir, consécutivement, sur les moindres filets nerveux où réside la sensibilité la plus exquise?

L'eau froide, dans ce cas, ne remplit-elle pas parfaitement l'indication que l'on doit se proposer? Par son moyen l'affluence du sang étant prévenue dans les capillaires sanguins, n'évite-t-on pas cette accumulation de calorique dont la présence constitue un des élémens les plus redoutables de l'inflammation?

Préférerait-on à cette médication si facilement

T. 10, page 183. « C'est principalement dans les plaies avec déchirement des membranes, des aponévroses, des tendons, etc., que l'eau a le plus d'efficacité. Avec elle j'ai sauvé, dans une foule de circonstances, où aussi bien je n'avais pas d'autres secours à ma portée, des membres et surtout des mains et des pieds qui étaient à tel point dilacérés et maltraités qu'il paraissait imprudent d'en différer l'amputation. De longues immersions dans l'eau froide ou dégourdie selon la saison et l'opportunité des lieux, l'application d'éponges ou de linges imbibés d'eau, l'eau enfin, sous toutes ses formes, prévenait ou modérait les accidens, contenait, dans de justes bornes, l'irritation ou l'inflammation, amenait une suppuration aussi bonne que le comportait la nature des parties, et j'obtenais une guérison que nul autre moyen ne pouvait disputer à l'eau, puisque je n'avais eu recours qu'à elle.

explicable par la physiologie pathologique, ces émolliens qui, d'abord, provoquent le mal en favorisant l'affluence des humeurs, ou bien ces stimulans alcooliques et résineux qui l'exaspèrent toujours, en irritant des tissus dont il faudrait, au contraire, diminuer l'impressionnabilité ?

Dans ce systême de sédation, nous ne prétendons certes pas que les choses soient portées à l'extrême, que l'astriction ou la torpeur soient telles qu'on ait à en craindre les conséquences, la mortification, ou du moins, un obstacle trop grand au travail que s'impose la nature médiatrice.

N'est-ce donc pas à l'action même de l'eau froide, ainsi que nous venons d'en apprécier les propriétés, que nous devons rapporter le succès étonnant que M. le baron PERCY (Article EAU *du Dictionnaire des sciences médicales*, T. 10, page 492), a notamment obtenu dans les plaies d'armes à feu faites aux pieds, en 1792, à l'assaut de la Montagne-Verte, auprès de Trêves ?

Parmi tant d'exemples, cités par des praticiens, de la véracité desquels on ne peut douter, nous avouerons que ce sont les faits rapportés par M.

le baron Percy, qui nous ont le plus déterminés
à tenter un moyen de l'efficacité duquel nous sommes aujourd'hui bien convaincus nous-mêmes.

Quelque soit le crédit d'une autorité aussi irré-
cusable, nous étions encore loin de nous attendre
à un résultat de la nature de celui que nous avons
obtenu, tant les faits propres à l'illustre chef de
la chirurgie militaire en France, nous paraissaient surprenans. En effet, M. Percy, en
parlant de la prompte guérison de 60 hommes
blessés à la *Montagne-Verte*, emploie le mot
miracles pour rendre l'étonnement dans lequel
il fut lui-même de l'usage de ce moyen.

Si cette médication réfrigérante a depuis long-
temps été conseillée dans le panaris, pour prévenir le mal dès son principe, en faisant avorter
l'inflammation dont les suites sont quelquefois si
dangereuses, comment, par la même raison, ne
l'a-t-on pas également employée pour les parties
où nous avons eu lieu d'en louer les effets ?

Du petit au grand, la texture n'est-elle pas
semblable, et le gonflement inflammatoire n'ex-
pose-t-il pas à des accidens également fâcheux,
lorsque toute autre médication dispose à une
fluxion locale que l'on voudrait éviter.

Qui n'a pas eu à déplorer les suites trop souvent irrémédiables de ces maux mal combattus d'abord ?

Il est entendu, ainsi que nous l'avons fait pour notre blessé, qu'on doit être secondé par un régime analogue à la médication topique.

Contre l'opinion de M. le Professeur RICHE-RAND (*Nosographie chirurg. Lésions tactiles*), nous ne pensons pas devoir expliquer l'action de l'eau froide en lui accordant seulement, dans ce cas, une propriété stupéfiante qui ne serait que l'expression vague de l'engourdissement de la sensibilité, lorsqu'une action appréciable sur les propriétés de tissus paraît évidente. L'effet de l'astriction est, d'ailleurs, trop manifeste sur les solides, pour qu'on puisse en douter. La disparition des veines sur la surface de la partie, la réduction de certaines hernies par l'action de l'eau froide, peuvent bien laisser préjuger ce qui doit, à plus forte raison, arriver dans le système capillaire.

OLARY, sur la question : *déterminer les différentes espèces de répercussifs*, T. 1, page 304, in-4.° des *prix de l'académie de chirurgie*, paraît assez bien établir les différens degrés d'astriction déterminés par l'eau froide. Dans le premier degré, il pense que l'eau n'agit qu'en maintenant les vaisseaux à-peu-près dans les bornes de leur diamètre naturel, en les défendant contre une dilatation qui résulte nécessairement de l'afflux plus ou moins grand des fluides, ce qu'il appelle action défensive, tandis qu'il rapporte l'effet proprement dit astringent, puis styptique, à un plus haut degré de froid, jusqu'à la glace comprise.

Pour la dernière action qu'ALARY rapporte à à la stypticité, son application n'est plus celle que nous devons produire dans les cas analogues à celui qui est l'objet principal de notre observation. La gangrène en serait trop probablement la suite.

Pour revenir à M. le Professeur RICHERAND, si l'action stupéfiante était la seule qu'on dût attendre de l'eau froide, les narcotiques, proprement dits, ne la remplaceraient-ils pas toujours aussi efficacement? Cependant l'expérience est loin de s'être également prononcée en faveur de leur application.

En comparant l'action des bains froids à celle des fomentations froides, l'effet n'est-il pas ab-

solument le même ? Dans le premier cas, la peau
n'est-elle pas resserrée, ne repousse-t-elle pas,
sensiblement, le sang qui afflue dans la multitude infinie de ses vaisseaux capillaires ? La personne qui se baigne n'a-t-elle pas ce qu'on appelle vulgairement la chair de poule, tant que
dure l'impression du froid ? A la vérité, y a-t-il
ici réaction prompte à la peau par la cessation
du bain, qui ne peut avoir qu'une action momentanée, tandis que nous nous proposons,
dans l'application bornée à une partie, de produire une action aussi durable qu'elle convient
pour prévenir l'inflammation, du moins la réduire le plus possible.

L'identité des effets du bain et des fomentations est assez évidente pour qu'on ne puisse
pas contester la propriété que nous attribuons à
l'eau froide, pour s'opposer à l'inflammation.
C'est ainsi que SCHMUCKER en recommande
l'application dans les plaies de tête, où il en
a singulièrement préconisé les effets (1). Nous
nous sommes convaincus par nous-mêmes des

(1) *Bibliothèque de chirurgie du Nord par* ROUGEMONT.
SCHMUCKER *sur ses plaies de tête.* « L'issue malheureuse des
lésions les moins graves de la tête convainquit SCHMUCKER
de l'insuffisance des moyens employés jusqu'à ce moment. Il

avantages qu'on pouvait en tirer dans ce dernier cas. Lorsque le cerveau et ses membranes sont exposés aux irritations idiopathiques ou sympathiques, ou ne saurait trop prévenir des maux aussi redoutables.

Si l'eau froide est favorable dans les plaies de tête, HORN (*Bibliothèque de chirurgie du nord,* p. 95), n'a pas moins eu à s'en louer dans les plaies pénétrantes des articulations par armes blanches. Son procédé consiste à rapprocher les lèvres des plaies avec des agglutinatifs, et à appliquer des compresses continuellement imbibées d'eau jusqu'à parfaite guérison. Par ce moyen, et des saignées, il a prévenu toute inflammation, et il n'a pas eu le moindre accident.

Ce n'est cependant pas qu'une extrême torpeur dans un membre qui menacerait de gan-

---

conçut alors une conduite différente, qui eut, dans la suite, le succès le plus complet. L'arachnoïde pourvue d'un grand nombre de vaisseaux lymphatiques lui parut être le principal siège du mal. Il crut que la commotion, la contusion produisaient peu à peu une accumulation, un engorgement de la lymphe qui s'altérait par son séjour au défaut d'absorption. Pour éviter et résoudre cette accumulation et cet engorgement de la lymphe, il lui parut nécessaire de trouver un moyen qui pût faire contracter et fortifier les vaisseaux, et il n'en vit pas de plus convenable que l'eau froide.

grène, ne contr'indiquât l'eau froide, qui devrait nécessairement précipiter la perte de l'extrémité blessée. Toutefois, ne prétendons-nous pas conseiller une méthode rigoureusement exclusive : le caractère et les circonstances des maladies sont trop variés pour qu'on ne puisse user que d'une seule méthode. Ne voir qu'un objet, c'est se livrer à une prévention coupable, et la médecine est la science où il devrait y en avoir le moins.

Lorsque nous considérons l'Eau sous le rapport de sa température froide, nous ne lui attribuons pas moins de vertus, employée à divers autres degrés de température. On pourrait même dire qu'elle suffit à toutes les indications, depuis son état de congélation jusqu'à celui d'ébulition.

Ne pourrait-on pas déterminer, ainsi qu'il suit, l'action médicamenteuse de l'eau prise à toutes les températures ?

Action topique de l'Eau, etc.

ACTION TOPIQUE DE L'EAU.

De ses différens degrés de température consti-
tuant les diverses médications qu'elle doit pro-
duire., considération faite de la nature de
l'affection, des systémes ou appareils lésés,
des modifications dans les propriétés vitales.

Il est clair que l'on doit préalablement établir
la nécessité de la durée de son application,
que celle-ci soit momentanée ou prolongée ;
ainsi qu'il importe de concilier la température
de ce liquide avec celle de l'atmosphère et des
parties sur lesquelles on se propose d'agir.

TEMPÉRATURE.	MÉDICATION.
A L'ÉTAT DE CONGÉLATION.	ASTRINGENTE au plus haut degré, STYPTIQUE même. Elle devient éminemment RÉPERCUSSIVE en déplaçant le mouvement fluxionnaire. Par permanence d'action, évidemment STUPÉFIANTE, parce qu'elle engourdit la sensibilité, ralentit le cours des fluides et s'oppose à l'œuvre locale de la caloricité ; l'excès de cet état peut entraîner la putridité. PHLEGMASIQUE, si, par une action momentanée, elle entraîne une réaction qui peut être plus ou moins forte.

FROIDE..............
{
Plus elle se rapproche de la congélation, et plus elle a de rapport avec celle-ci. Il n'est donc question ici que d'une température positivement au-dessous de la glace, pour lui donner le medium de la propriété ASTRINGENTE.

Son application trop prolongée à cet état, la rend ATONIQUE et DÉBILITANTE, à moins qu'on ne la renouvelle à mesure qu'elle s'échauffe.

Son action est encore RAFRAICHISSANTE OU RÉFRIGÉRANTE, en diminuant la caloricité; mais, toutefois, est-il nécessaire d'en renouveler l'application à mesure que le calorique lui est transmis par les parties du corps que l'on fomente.

Appliquée momentanément, son action peut devenir TONIQUE.
}

TIÈDE..............
{
ÉMOLLIENTE.

Tout-à-fait ATONIQUE, si son application est trop prolongée.
}

CHAUDE..............
{
STIMULANTE, IRRITANTE.

Elle acquiert d'autant plus cette propriété, que les parties sont encore plus excitables.
}

BOUILLANTE..............
{
En cette qualité elle devient :
PHLEGMASIQUE, (éminemment)
VÉSICANTE,
ESCAROTIQUE.
Dans ce dernier cas, il faut qu'elle soit en masse et appliquée pendant une certaine durée.
}

Nous pensons que ces dénominations, consa-
crées par une thérapeutique mieux entendue,
expriment d'une manière bien plus exacte, du
moins intelligible, les propriétés de nos médicamens topiques, que ces expressions vagues et
surannées de *suppuratifs*, *digestifs*, *résolutifs*,
répercussifs, *incarnatifs*, etc. etc., que nos
traités de chirurgie moderne maintiennent encore, comme si la thérapeutique des lésions externes différait sensiblement de celle des affections internes.

La chirurgie, si brillante de nos jours par
ses procédés opératoires, méconnaîtrait-elle qu'il
est encore d'autres moyens de procurer une guérison radicale?

Une médication topique bien conçue et bien
appliquée, ne conduirait-elle pas à un résultat
plus heureux et moins cruel, en prévenant une
opération dont l'appareil lui seul est, déjà, si
pénible.

La preuve de l'exactitude de ce raisonnement
serait dans le sujet même de notre observation,
si l'on nous accusait de ne pas avoir préféré d'a-
bord l'amputation au moyen qui nous l'a fait si
heureusement éviter. Familiarisé aux ablations

de toute espèce depuis quinze ans que nous exerçons les fonctions de Chirurgien-major dans les hôpitaux et dans les armées, on ne nous flétrira pas d'une pusillanimité qui n'est pas du tout notre fait.

On peut prendre en témoignage du degré d'intérêt qu'on devrait apporter à une appréciation plus juste de l'action des médicamens en chirurgie, l'opinion qu'émet le Professeur Richerand.

Cet habile professeur dit *que l'histoire des remèdes topiques est encore à faire, et que cette partie de la matière médicale promet d'abondantes moissons à qui saura la recueillir.* (APPENDICE CONCERNANT LES OPÉRATIONS CHIRURG. NOSOGRAPHIE CHIRURGICALE, T. 2, chap. 1.er, p. 448).

Cette manière franche de reconnaître notre infériorité sur ce point, renferme sans doute, implicitement, la nécessité de rendre notre langage plus exact et plus épuré en matière topique. « *Il n'y a point de nomenclature, ni de méthode,* dit l'éloquent VICQ-D'AZIR, (discours sur l'anatomie) *qui ne puisse être changée par l'influence des progrès de l'esprit humain.* »

Le vœu que M. Richerand émet pour l'amélioration de la matière topique, nous donne le
regret que ce Professeur n'ait pas toujours jugé
les topiques aussi habilement qu'il a considéré les
autres parties de la chirurgie. Par exemple, ne
paie-t-il pas une espèce de tribut à la vieille
doctrine, lorsqu'il prescrit, les premières vingt-
quatre heures des plaies d'armes à feu, l'application d'un digestif simple, des fomentations
spiritueuses et *résolutives* ?

L'eau froide que nous proposons, a sans
doute une action bien opposée à celle de ce
genre de médication stimulante.

Nous rendrons, du moins, cette justice à M.
le baron Boyer (*Traité des maladies chirurg.*
T. I, page 388, Plaies d'armes a feu), de ne
pas partager les mêmes principes. Ainsi s'exprime un des plus habiles chiriatres dont la
chirurgie s'honore : *Les topiques spiritueux,*
dont on faisait usage autrefois, dans le
premier pansement des plaies d'armes à
feu, sont très-nuisibles, ils causent des fron-
cemens et de l'irritation, et sont manifeste-
ment contraires à l'intention que l'on doit avoir
de procurer promptement le dégorgement des

chairs et la suppuration qui doit détacher les escarres.

Voici, par opposition, le précepte du Professeur RICHERAND sur le même objet : *Les plaies d'armes à feu, lorsqu'on a fait l'extraction des corps étrangers, et pratiqué les débridemens convenables, exigent le même traitement que les plaies contuses ordinaires, l'application du digestif simple, des fomentations spiritueuses et résolutives pendant les vingt-quatre premières heures, après quoi les cataplasmes émolliens.*

L'eau, en qualité de topique, étant l'objet de notre observation, nous ne saurions mieux faire que de citer les paragraphes 22 (1) et 25 (2) de la 5.ᵉ section des aphorismes d'HIPPOCRATE, afin d'appuyer les différens degrés d'utilité d'un fluide qui, pour nous servir des propres expressions de CHAMBON (ABUS DES ONGUENS ET DES

---

(1) Aph. 22, sect. 5. (LORRY) « *Calidum suppuratorium non in omni ulcere, maximum signum ad securitatem : autem amollit, attenuat, dolores sedat, rigores, convultiones, tetanos mitigat : plurimùm autem confert ossium fracturis : maxime vero denudatis. Ex his quidem maximè qui in capite ulcera habent ; et quæ à frigore moriuntur aut ulcerantur. Et herpetibus exedentibus sedi, pudendo, utero, vesicæ. His calidum quidem amicum et decretorium, frigidum vero inimicum et occidens.*

(2) Nous avons cité cet aphorisme, page 276.

EMPLATRES, 5.ᵉ vol. in–4.° des prix de l'académie de chirurg. page 193), *n'est pas tant re-*
commandable encore par ses propriétés spé-
cifiques, que par l'exemption des inconvéniens
attachés aux autres liqueurs.

CELSE, un des Médecins de l'antiquité qui
avait le plus étudié l'action des médicamens,
n'avait pas moins reconnu qu'HIPPOCRATE, les
avantages que l'on doit attribuer à l'eau tiède
sous le rapport de sa propriété évidemment émolliente, fluide auquel les topiques émolliens composés doivent leur principale vertu : *Nam mol-*
lities quam calidæ aquæ lotionibus acquirunt
corpora, solius humiditatis proprium ac inse-
parabile signum est animantis videlicet cor-
pore, etc. GALENUS, de simplic. medicam. facult.
Lib. 1, cap. 8. Chartier, T. 13.

Si notre PARÉ n'a pas le mérite d'avoir, le
premier, assigné à l'eau ses diverses propriétés,
du moins lui devons-nous une appréciation plus
rigoureuse de son action topique.

Les préceptes qu'il établit pour l'application
de ce topique prouvent bien jusqu'où ce Chi-
rurgien-Médecin portait le scrupule de l'observation.

En fixant positivement les actions diverses de l'eau suivant ses différens degrés de température, il avait déjà su, de son temps, préciser les cas qui nécessitent telle ou telle température, considération faite de la durée de son application.

Les articles ÉRYSIPÈLE (1), GOUTTE (2) et FRACTURE (3), prouvent sans doute qu'il avait

---

(1) ERYSIPÈLE, chap. 13, 7.ᵉ liv. Cure, pag. 169. OEuvres de PARÉ, 8.ᵉ édition.

» Pour la curation de l'érypsipèle nous deuons auoir deux
» intentions, à sçauoir vacuation et réfrigération. Mais d'au-
» tant qu'il y a plus de besoin de réfrigérer pour la grande
» ardeur qu'en phlegmon, notre principal but sera de réfrigérer.
» S'accomplira par des médicamens topiques, lesquels seront
» au commencement et augment froids et humides, et non secs
» ni astringens. GALIEN et AVICENNE louent grandement ce
» reméde. P. R. *aquæ frigid libr.* 1, *aceti optimi unc VI fiat*
» *oxycrat*, auquel tremperez des compresses, puis seront
» appliquées dessus et autour la partie, et renouvelées souvent. »

(2) PARÉ, 18.ᵉ liv. *des GOUTTES*, p. 438. *Vertu de l'eau*
» *froide.*

» L'eau froide appliquée et jettée goutte à goutte sur la
» partie, est narcotique et stupéfactiue, dit *Hipp aph.* 25,
» *sect. V*, adjoustant icelle pour une autre raison, estre fort
» propre en toute espèce de goutte ; sçauoir, empeschant par
» sa vertu répercussiye que les humeurs n'affluent dauantage sur
» la partie. »

(3) PARÉ, 15.ᵉ livre *des FRACTURES*, chap. 30, pag. 349.
» Icelle eau ainsi chaude appliquée par peu de temps par
» fomentation, échauffe et subtilise l'humeur qui est à la super-
» ficie du cuir, et le prépare à la résolution, ainsi fait attraction
» de sang et de l'aliment nécessaire à une partie qui en aura

une idée précise des modifications de la vie dans chacune des lésions physiques ou organiques qu'il assigne, ainsi que des médications topiques qu'il voulait, en conséquence, leur opposer. Aussi sait-il très-bien distinguer les cas qui exigent l'action émolliente de l'eau, de ceux qui réclament l'effet stupéfiant, pour prévenir l'inflammation là où une fluxion menace de se fixer.

Il a évidemment reconnu que l'effet répressif de l'eau froide était le seul efficace, lorsque l'eau chaude ou tiède devait, au contraire, favoriser l'afflux du sang dans les vaisseaux capillaires, en irritant ou en relâchant les tissus.

» besoin. Pareillement appaise les douleurs, relâche ce qui est » trop tendu, échauffe modérément une partie trop refroidie » par l'expulsion et expression du sang et des esprits qui auraient » pu estre faites par des bandes et ligatures. Et, s'il y a in—» tempérance chaude, elle la refroidit accidentellement, qui se » fait en resoluant l'humeur chaude contenue en la partie, qui, » si elle est exténuée et amaigrie, la rend charnue et mieux » nourrie et succulente, laissant une humidité grâcieuse comme » sont les bains d'eau douce.

» Nous jugeons la fomentation avoir été appliquée peu de » temps, quand en sa partie il commence y apparaître un peu » de rougeur et tumeur modérément, quand la rougeur et » tumeur sont apparentes et manifestées longuement, quand la » rougeur qui apparaît est perdɛe et la tumeur abaissée.

» Il faut avoir aussi une considération de l'habitude du corps » qu'on fomente, car s'il est plethorique, la médiocre fomen—» tation remplira la partie d'humeurs superflues ; mais aussi » s'il est maigre et exténué, rendra la partie qu'on fomente » charneuse, mieux nourrie, succulente et refaite. »

Que cet exposé concis de l'opinion de PARÉ, sur cette seule matière, soit pour nous l'occasion de l'hommage que nous aimons à rendre à son mérite! Son savoir embrasse tellement le domaine entier de la médecine, que nous sommes encore à nous demander comment on a osé le réduire aux simples connaissances de la chirurgie proprement dite, en le dépouillant même d'érudition, lui qui pourrait encore tant en apprendre aux détracteurs jaloux de son talent.

DE LA RÉGÉNÉRATION

DES OS,

Motivée sur une observation de Nécrose, et des expériences faites sur des animaux.

Ce que nous avons observé tend à prouver, contre l'opinion de Duhamel et de Scarpa, que cette régénération s'opère assez généralement par le concours de tous les tissus, sans qu'on puisse l'attribuer plus exclusivement à l'un plutôt qu'à l'autre, à moins de circonstances accidentellement plus favorables à tin tissu en particulier.

Des *dessins*, faits avec la plus scrupuleuse vérité, viennent confirmer l'opinion que nous émettons.

DE LA RÉGÉNÉRATION

DES OS,

Motivée sur une observation de Nécrose, et des expériences faites sur des animaux.

» C'est une jouissance bien douce pour un observateur de la nature, de la voir occupée à réparer et restituer, s'il est permis de s'exprimer ainsi, une partie dont elle s'est spontanément dépouillée, ou qui lui a été enlevée par quelque accident. C'est sans doute là une de ses plus belles opérations, comme un de ses plus grands bienfaits. »

Observation sur une moitié de mâchoire inférieure détruite par la carie, régénérée, par M. Percy. (Journal de médecine, janvier 1791, T. 86, p. 197.)

JE l'avouerai ingénuement, naguères trop peu disposé à croire aux belles observations de plusieurs chirurgiens célèbres, relativement à la régénération des os, je penchais vers une espèce de doute que je ne puis plus justifier aujourd'hui, en conséquence des faits dont je viens actuellement appuyer ces observations.

Il nous était bien permis, jusqu'alors, de ne pas être convaincu, puisque, d'après même MM. Boyer et Richerand, rien ne remplace la portion d'os nécrosée, lorsqu'elle comprend toute l'épaisseur de celui-ci.

Et ce n'est, sans doute, qu'à présent que nous restons bien persuadés, par notre propre expérience, de la justesse de ce principe que l'éloquent chirurgien de Lyon, Marc-Antoine Petit, oppose, avec raison, à ces deux habiles professeurs de la faculté de Paris, dont l'opinion devrait être d'autant plus réservée que leurs noms sont devenus autorités, non-seulement en France, mais encore en Europe.

-Ainsi s'exprime Petit, (Discours sur les maladies principales observées a l'Hôtel-Dieu de Lyon) : « *Ce qui n'étonne plus le médecin aujourd'hui, mais ce qu'il admet toujours, c'est que de telles parties se réparent, et que le membre, après avoir perdu sa solidité, redevient ferme et capable de toutes ses fonctions.* »

Petit avait observé cette régénération après l'extraction du corps entier du tibia, sans qu'une portion en fût restée pour servir à réparer la

perte, ce qui est essentiel à noter pour ne pas
favoriser l'opinion de ceux qui imposent cette
condition au développement des substances osseuses.

Nous ne répéterons pas l'épigraphe que nous
avons empruntée à l'illustre PERCY, il est évident
qu'elle est tout-à-fait à l'avantage de la manière
de voir que nous ne craignons pas d'avouer.

D'ailleurs, nous multiplierons nos preuves, en
observant, toutefois, aux fauteurs de l'opinion
contraire à la nôtre, qu'ils auraient eu tort,
pour appuyer leur décision, relativement à la
non régénération de l'os, en cas que toute
l'épaisseur de l'os aurait été détruite, de ne pas
signaler les circonstances particulières dans lesquelles le blessé se serait trouvé, dans la supposition, sur-tout, que le sujet eût été assez
épuisé, pour ne pouvoir pas fournir à une réparation que l'on ne peut raisonnablement plus
révoquer en doute.

Mais en confirmant ici la régénération positive
des os, nous devions nous proposer aussi d'é-
clairer la manière dont elle se fait pour contribuer à détruire le vague dans lequel nous a
nécessairement jeté la variété des explications

faites en faveur de tel ou tel système, que le périoste et la membrane médullaire, la substance propre de l'os, l'organisation calcaire du sang épanché, soient l'un ou l'autre le moyen exclusif de l'ossification, ou que tous y concourent, y compris toutes les parties qui enveloppent la fracture ou la perte de substance, c'est-à-dire tous les tissus quels qu'ils soient.

Après l'observation que nous allons immédiatement donner pour exposer la part que tous les tissus ont pris à la régénération qui en est le sujet, indépendamment du périoste lui-même qui n'existait plus, nous confirmerons le fait qui sert de texte à notre mémoire, de témoignages non équivoques que nous devrons à des expériences que nous avons faites sur un assez grand nombre de pigeons, dans le dessein d'apporter, s'il est possible, la conviction dans l'esprit même des plus prévenus, sans prétendre, toutefois, donner une explication complète de tous les phénomènes qui peuvent se passer. D'autres feront mieux que nous ; mais, du moins, aurons-nous contribué à mettre les observateurs sur la meilleure voie, en détruisant ce malheureux esprit d'exclusion qui nous réduit à une seule idée, lorsque le concours de plusieurs choses est si souvent nécessaire.

C'est ainsi que tout bon esprit en médecine devrait toujours avoir présent à sa pensée, ce précepte de notre immortel BICHAT :

Défiez-vous de toute explication partielle, tronquée, qui circonscrit les ressources de la nature, selon les bornes de notre intelligence. (ANATOMIE GÉNÉRALE, SYSTÊME OSSEUX).

OBSERVATION.

Jean DUPEYRA, âgé de 25 ans, né à Ville-franche, (Dordogne), cuirassier au 6.ᵉ régi-ment, était entré à l'hôpital militaire de Metz, le 1.ᵉʳ décembre 1814, deux mois avant que je ne prisse le service de la salle qui me fut con-fiée, lorsque je crus devoir m'enquérir du fait qui lui était propre : c'était une dénudation du tibia.

Il jouissait alors, malgré ce genre d'affection, d'une disposition physique, en apparence, des plus heureuses : son teint était coloré, ses mem-bres assez pleins et fermes, et ses fonctions di-gestives parfaites, quoiqu'il fut d'une assez grande excitabilité, probablement accrue par l'irritation des pansemens, dont il redoutait assez habituel-lement les approches.

Ses plaies avaient été frappées, deux fois, de la gangrène d'hôpital, ce qui en avait singulière-ment augmenté l'étendue, sans que sa santé en parût alors plus délabrée pour cela. Lorsque je vis le blessé pour la première fois, elle avait sans doute eu le temps de se remettre par un régime qui lui avait été parfaitement administré par M. le Docteur IBRELISLE, Chirurgien en chef, qui m'avait alors remis le service de la salle où le malade se trouvait.

Le tibia était entièrement dénudé de son périoste, dépouillé de toute espèce de parties molles sur ses faces externes et internes, qui faisaient saillie à l'extérieur, depuis le tubérosite de cet os, jusqu'un peu au-dessous du tiers inférieur du membre.

La nécrose était bien évidente, lorsqu'elle comprenait la totalité de toute l'épaisseur de l'os, à en juger par l'extérieur et la section que nous avions faite en grande partie de l'os, vers le centre de la nécrose, afin d'en faire plus aisément l'ablation; néanmoins, fut-elle opérée sans ce moyen.

Les chairs étaient belles, la suppuration louable, seulement un peu plus abondante vers le lieu de la démarcation du vif; mais dans l'esprit qui nous dirigeait alors, n'eût-il pas mieux valu recourir à l'amputation, en profitant des dispositions heureuses du sujet?

Ne devant rien présumer de la force réparatrice, et dans le dessein, conséquemment, d'épargner une lutte tout au moins incertaine, à cause, d'ailleurs, de la phlegmasie sourde des parties blanches de l'articulation du pied, nous nous serions, volontiers, déterminés à l'amputation, si, réflexions faites, il n'eut été plus curieux d'étudier la nature, du moins jusqu'à ce qu'elle nous contraignît à en désespérer définitivement.

Un beau fait particulier à l'exercice de M. le Docteur Ibrelisle, nous valut cette sage détermination. Les journaux de médecine venaient, aussi, de nous produire les observations concluantes de MM. Freteau et Ducasse fils.

C'est ainsi que nous avons besoin des faits qui se passent précisément sous nos yeux, contempteurs ou bien oublieux que nous sommes de l'expérience du passé, pour peu, sur-tout, que l'autorité ou la prévention s'en mêle.

En conséquence de cette détermination, nous enlevâmes la nécrose par des tractions opérées d'abord avec les doigts, puis avec un levier passé au-dessous. Nous nous étions déjà préparés, les jours précédens, à cette ablation, par des ébranlemens gradués.

Le péroné était sain. Une légère hémorragie produite par le déchirement inévitable de quelques petits vaisseaux, nous obligea à recouvrir, de suite, la plaie d'un gâteau de charpie, maintenu par un appareil convenable. C'est le 6 août que nous fîmes l'extraction de la nécrose.

Je dois observer que la jambe, supportée depuis long-temps par le trop exigu péroné, demandait les plus grandes précautions pour qu'on la soulevât.

L'impossibilité de ramener à sa rectitude naturelle l'articulation fémoro-tibiale, par l'effet de la rétraction des muscles fléchisseurs de la cuisse, nous obligeait à user des plus grands ménagemens pour placer convenablement le membre.

Le surlendemain de l'opération, l'ulcère était dans le meilleur état possible, à l'exception près d'une assez vive sensibilité qui s'y était développée. La surface de l'ulcère tendait déjà à bourgeonner; les deux extrémités tronquées du tibia était recouvertes, et le développement du parenchyme celluleux devint tel, qu'au vingtième jour elles étaient pleines et coniques, l'extrémité supérieure prolongée déjà de 27 millim.

Le travail de l'extrémité tarsienne nous parut un peu retardé par la présence de quelques esquilles, débris de la nécrose, ainsi que par l'affection assez manifeste du pied.

La situation du sujet favorisait évidemment nos espérances, en justifiant les ressources admirables de la nature, lorsque les premières voies s'embarrassèrent. Le pouls devint fébrile, la face se décolora, la suppuration s'accrut, devint sanieuse, et l'ulcère s'imprima de plusieurs taches livides.

Il fallut aussitôt arrêter les progrès trop alarmans d'une pourriture d'hôpital. Les premières voies furent préalablement évacuées pour mettre, de suite, le blessé, *intus et extus* à l'usage des médications stimulantes et toniques.

Nous parvînmes à ranimer un peu notre malheureux malade ; mais ses forces nous parurent cependant trop radicalement altérées et épuisées, pour espérer, désormais, de la nature régénératrice. Le mauvais caractère de la plaie qui avait, d'ailleurs, gagné en étendue, ainsi que les progrès successifs de la maladie de l'articulation, nous déterminèrent enfin à pratiquer ce que nous crûmes urgent pour le salut du blessé; en conséquence, l'amputation à la cuisse fut faite le 29 octobre.

Le cinquante-unième jour après l'opération, la plaie qui avait été immédiatement réunie, était déjà parfaitement cicatrisée, et Dupeyra paraissait reprendre sa première vigueur, lorsqu'un mois et demi après, il succomba à une affection de poitrine. Y eut-il métastase sur les poumons? Toujours est-il vrai que cette maladie, qui débuta par un simple rhume, le conduisit au tombeau.

N'aurait-on pas à se reprocher de n'avoir pas assez activé un simple vésicatoire qu'il avait déjà depuis longtems? N'eût-il pas fallu multiplier les exutoires, en établir un, même, sur la cuisse amputée, agir plus dérivativement qu'on ne l'avait fait sur les voies digestives?

La diarrhée supprimée par le fait de l'amputation, aurait-elle fait germer, ailleurs, un principe d'irritation? Ne convenait-il pas mieux d'abandonner à elle-même la plaie provenant de l'amputation, plutôt que de la réunir par première intention? On fut en effet dans l'alternative du procédé, mais la crainte d'exposer trop de temps à l'impression des miasmes, une surface large prédisposée à la putridité, nous fit préférer le moyen qui nous parut le moins défavorable.

On ne peut disconvenir qu'on ait lieu d'attribuer une conversion aussi déplorable au déplacement d'une fluxion qui, étant devenue habituelle, avait été tout-à-coup supprimée par une cicatrisation beaucoup trop prompte.

Si ce déplacement s'opérait, de tems à autre, sur le tube intestinal avant l'amputation, n'est-il pas aujourd'hui évident, qu'à la suppression de la diarrhée depuis cette opération, le mouvement fluxionnaire devait se diriger sur le système ou l'appareil d'organe qui, après les voies digestives, serait le plus disposé à s'altérer. Un simple rhume devait alors en provoquer le déplacement sur les poumons que l'autopsie cadavérique nous démontra tuberculeux et en suppuration.

En effet, cinquante jours avaient suffi pour guérir l'amputation, lorsque la jambe du malade avait été, pendant deux ans auparavant, dans un état continuel d'irritation et d'exsudation purulente.

Nous avons émis les dernières considérations afin d'éclairer, d'après notre propre expérience, sur l'importance que nous devons indispensablement attacher au traitement rationnel de toutes les affections qui ont, ainsi, une semblable durée d'existence et dans des dispositions aussi mobiles d'irritation.

Dissection du membre amputé.

Le membre, après l'amputation, ayant été immédiatement soumis à nos recherches, nous observâmes ce qui suit :

La surface de l'ulcère, de l'étendue, en largeur, des deux tiers de la circonférence de la jambe et de la longueur de la nécrose, 225 millimètres, était pâle, bourgeonnée, de consistance et de caractère presque lardacé à mesure qu'on s'éloignait de sa surface et qu'on se rapprochait de la direction du trajet qu'avait occupé la nécrose.

Le tissu cellulaire, ainsi que les muscles, dans une assez grande surface et profondeur, paraissaient constituer la substance gélatino-albumineuse dont nous venons de parler. L'ar-

ticulation du pied était en partie désorganisée.
La jambe était arquée par la courbure du
péroné.

Pour procéder, avec méthode, de la surface
à toute l'épaisseur des tissus, nous enlevâmes,
par couches assez minces, la substance ulcérée
qui avait déjà rempli, en grande partie, le vide
produit par l'ablation du tibia; après quoi nous
découvrîmes une substance blanche, assez irré-
gulièrement consistante, ainsi que des prolongemens et des surfaces de solidité réelle.

Du bout fémoral du tibia, partait une lame
osseuse, évidemment régénérée, longue de 120
millimètres, continue avec la face postérieure
de cet os.

Elle allait progressivement en diminuant de
largeur et d'épaisseur. Elle était assez molle
et élastique pour se plier un peu, et reprendre
ensuite sa forme, dès qu'on faisait cesser l'effort
qui l'avait courbée. Ses bords étaient comme
cartilagineux, et se perdaient insensiblement,
ainsi que sa face postérieure, dans les couches
antérieures et surperficielles, en partie dénaturées, des muscles de la région postérieure de

la jambe. Nous prîmes, sans doute, de leur substance pour détacher cette lame, qui avait 12
millimètres dans sa plus grande épaisseur, et
27 dans sa plus grande largeur, à sa partie
supérieure.

Du bord antérieur et des faces externe et interne du tibia, partaient d'autres lames osseuses,
toutes continues entr'elles, qui allaient, en con-
vergeant, se rendre sur la lame postérieure, et
s'y terminer à 27 millimètres de sa naissance,
de manière à former, avec la partie de cette
première lame qu'elles recouvraient, un tout
semblable à une pyramide triangulaire.

La partie supérieure du bout inférieur du tibia
ou tarsien, était encore malade, et présentait
plusieurs fragmens de la nécrose, qui ne s'en
était pas encore détachée antérieurement.

On remarquait, dans l'intervalle des deux
bouts, à 13 millimètres de l'inférieur, une lame
osseuse de la largeur et de l'épaisseur, à-peu-
près, d'un écu de six francs, un peu plus longue que large, plus mince vers ses bords que
vers le centre, garnie antérieurement d'inéga-
lités mamelonnées.

Cette pièce, plus compacte et plus dure que celle du haut, se continuait par un fibro-cartilage, long, aussi, de 13 millimètres sur 27 de large, avec la face postérieure du bout inférieur. Un intervalle de 70 millimètres existait entre la partie supérieure de cette lame et la partie inférieure du prolongement supérieur.

Il y avait, dans l'espace formé par les deux portions du tibia, indépendamment de quelques noyaux osseux épars, hors même de la situation naturelle de cet os, une petite pièce osseuse, longue de 12 millimètres, épaisse de 5 à 6, irrégulière, dure et non flexible. Le reste, et dans une étendue qui débordait de beaucoup l'emplacement du tibia, avait une consistance demi-cartilagineuse, qui se confondait avec le fond albumineux de l'ulcère, l'ensemble ayant évidemment une consistance solide et résistante.

La portion nécrosée extraite, représente le corps entier du tibia dans une longueur de 226 millimètres; ses surfaces sont intactes et pourvues de ses trous nourriciers.

Sans tirer, encore, de notre observation les conséquences que nous sommes autorisés à en déduire naturellement, nous avions pensé qu'il était peut-être convenable de la mettre en rapport, dans le tableau suivant, avec deux autres observations qui peuvent très-bien lui être comparées, relativement à l'objet que nous nous proposons de démontrer.

A la vérité, le résultat de ces deux observations a été beaucoup plus complet que celui que nous avions commencé à obtenir nous-mêmes, en donnant deux exemples de la régénération évidente d'un os qui avait souffert, par la nécrose, les mêmes altérations que le nôtre. Si nous avons été forcés d'amputer le membre du sujet de notre travail, les faits rapportés par MM. FRETEAU et DUCASSE produisent la guérison des individus dont ils parlent, avec l'usage parfait et sans raccourcissement de la jambe qui offrait une maladie aussi grave.

TABLEAU

COMPARATIF DES RAPPORTS QU'ONT ENTRE ELLES
TROIS OBSERVATIONS SUR LA NÉCROSE DU CORPS
ENTIER DU TIBIA, AVEC RÉGÉNÉRATION DE LA
SUBSTANCE OSSEUSE.

Observation du Docteur FRETEAU, *de Nantes,
associé de la Société de médecine de Paris.*
(Journal général de médecine, T. 53, mai 1815).

1. ENFANT DE SIX ANS.

2. Dénudation du tibia, suite d'un énorme dépôt
par l'effet d'une piqûre au pied.

Nécrose du corps entier du tibia. Sa face interne
était tout-à-fait à découvert. Le reste de sa surface
ne tenait plus qu'à quelques faibles portions du
périoste et du ligament inter-osseux.

La nécrose, dont les extrémités étaient séparées,
vacillait sensiblement.

3. Extraction faite en entier du tibia. Le vide
était grand. Les bouts du tibia présentaient des
bourgeons qui se développaient, en même temps,
sur les autres surfaces de la plaie. Celle-ci était
également recouverte d'un enduit albumineux. Ce
vide parut enfin sensiblement se remplir, principalement vers les extrémités, et déjà au bout de deux
mois le membre avait repris de la roideur et de la fer-
meté. Les régions supérieures et inférieures avaient

acquis une consistance osseuse; le centre n'avait qu'une apparence cartilagineuse.

4. Avec l'âge, la jambe avait repris le même développement que l'autre. Elle s'est fortifiée au point de permettre, sans appui, des marches prolongées. Le raccourcissement est à peine sensible.

***

Observation du Docteur DUCASSE fils, *Professeur adjoint à l'École de médecine de Toulouse.* (Journal général de médecine, T. 33, juin 1815).

***

1. FILLE DE SEIZE ANS.

2. Dénudation du tibia, suite d'un abcès sans cause connue. Le membre entier déformé, avait, dans toute son étendue, un volume double du naturel. Couvert d'une éruption dartreuse, il était ulcéré dans les trois quarts moyens de sa longueur.

Le tibia évidemment nécrosé tenait encore inférieurement aux malléoles. Recouvert dans quelques points par des concrétions osseuses secondaires, il était rempli de pus dans toute la longueur de son canal.

3. On enleva l'os nécrosé en entier. A mesure que la cicatrice se formait, on était frappé du degré de dureté et de résistance qu'elle présentait, on eût pensé, dit M. DUCASSE, qu'elle se pénétrait de phosphate calcaire, et que les parties sous

jacentes à la peau en étaient pour ainsi dire remplies.

4. La jambe est aussi volumineuse en haut qu'en
bas. Privée, dans les trois quarts moyens de son
étendue, du tibia, elle ne doit sa solidité qu'à la
formation d'un nouvel os. L'individu se soutient
librement.

Observation qui nous est propre.

1. MILITAIRE DE VINGT-CINQ ANS.

2. Dénudation du tibia. Cause inconnue.

Nécrose du corps entier du tibia, dégagée de
toute espèce de végétation. Saillant de toute son
épaisseur, cet os était immédiatement circonscrit
par une plaie tendant à la cicatrisation.

3. Ablation de la nécrose dans une longueur de
226 millimètres, ce qui constituait la presque totalité du corps entier du tibia.

Prolongement successif des bouts sains du tibia.
Le bout supérieur, au 20.ᵉ jour, avait déjà 27 millimètres de long; il se confondait avec les parties
environnantes dont les végétations avaient, en grande
partie, comblé le vide de la jambe, lorsque la pourriture qui survint nous contraignit à l'amputation.

4. L'examen du membre amputé, malgré la dé-
convenue, a démontré l'œuvre déjà très-avancée
d'une régénération manifeste.

En nous bornant, ici, au simple exposé de
l'état des parties, nous trouvons de très-grands
rapports dans les résultats de ces trois observations, puisque la régénération déjà avancée
du nouvel os de notre sujet, lui aurait évidemment permis de se servir de son membre, si
des circonstances étrangères ne s'y fussent opposées.

Mais, du moins, existe-t-il une ressemblance
parfaite dans la totalité du tibia enlevée dans
chacun des individus, dans l'égale consolidation
cartilagineuse, puis osseuse, des tissus qui se
trouvaient dans le vide formé par l'ablation de
la nécrose, lorsqu'on a également observé, sur
tous les trois, le développement de la substance
des bouts qui touchaient à cette nécrose.

L'observation de Dupeyra nous offre, cependant, ceci de plus remarquable, qu'elle nous
a mis à même d'explorer plus positivement les
progrès de la régénération, l'élongation, sur-
tout, bien prononcée du bout supérieur, ainsi
que les lames évidemment osseuses, qui ser-
vaient, cà et là, de noyaux à l'ossification,
une d'elles s'unissant au bout inférieur par un
fibro-cartilage.

Du vivant du sujet, nous avions vu progressivement croître les extrémités tronquées,
qui, après l'ablation de la nécrose, se prolongeaient en forme de bouchons, en se confondant aussi avec les parties subjacentes qui tendaient à combler l'espace vide par l'extraction
du tibia.

Nous ne pensons pas qu'on puisse attribuer
au périoste et à la membrane médullaire, la
cause de la régénération que nous avons observée nous-même, puisque, du vivant de l'individu, le tibia en était dépouillé par la désor-
ganisation que nous en avons vu s'opérer, sous
nos yeux, la presque totalité du corps du tibia
faisant sensiblement saillie à l'extérieur.

Nous devons ajouter que la jambe de Dupeyra
n'avait pas plus éprouvé de raccourcissement
que MM. Freteau et Ducasse n'en avaient observé chez les sujets dont ils ont transmis les
belles observations.

Dans les trois cas, l'étendue du tibia nécrosé,
qui avait, à-peu-près, la même longueur, comprenait également toute l'épaisseur de cet os,
dans une parfaite intégrité de toutes ses formes
et de toutes ses surfaces.

Nous avons fait ajouter au dessin que nous donnons de la nécrose de Dupeyra, celui d'une régénération complète, qui se trouve gravée dans le *Museum anatomicum* de Ruisch, afin de détruire toute espèce de doute au sujet de cette belle œuvre de la nature. *Voyez les figures 3, 4 et 5 de la 1.*^{re} *planche.*

Cet exemple, le plus parfait encore de ceux qui nous sont parvenus jusqu'aujourd'hui, représente, d'après nature, une assez grande longueur du tibia nécrosé dans toute son épaisseur, ainsi que le nouvel os qui le renferme.

C'est une preuve de conviction que nous avons jugé convenable de placer sous les yeux de nos lecteurs, parce que l'ouvrage de Ruisch est devenu très-rare, et que son dessin figure parfaitement, sans doute, ce que doit être, après la guérison, la jambe des individus dont nous venons de parler.

Expériences faites sur les avant-bras de
seize gros et jeunes pigeons.

Le cas pathologique, qui est devenu le sujet
de notre observation, devait nécessairement
nous conduire à tenter des expériences sur des
animaux vivans, afin de produire des résultats
semblables et identiques, dans la supposition
que la nature ne devrait avoir qu'une manière
d'opérer, prise à-peu-près dans les mêmes conditions.

Notre but était, en effet, nous garantissant de
toute espèce d'influence, de déterminer positivement, d'une part, si la régénération des os
était évidente; de l'autre, quel pouvait être,
déterminément, le moyen dont elle s'opérait,
qu'un système y contribue plus qu'un autre,
ou que la plupart des systèmes, ou tous, y
concourent.

Trop de fois le respect pour un grand nom, la
prévention, l'aveuglement, ou bien même une
espèce de paresse, se sont opposés à ce que nous
recherchions la vérité. Le doute ou l'incertitude
nous suffisent presque toujours, lorsque, d'ailleurs, nous adoptons, si volontiers, ce qui se

trouve le plus en rapport avec la direction de nos idées. Et c'est malheureusement là l'histoire des choses humaines, jusqu'à ce que les épreuves se soient assez multipliées pour rencontrer d'assez bons esprits qui démêlent, enfin, cette vérité si difficile à atteindre.

Nous sommes loin de nous placer, sincèrement, dans cette dernière catégorie, mais, du moins, aurons-nous fait des efforts pour contribuer à éclaircir le sujet si diversement expliqué des nécroses.

Notre but était conséquemment de confirmer l'existence de la régénération des os, si souvent contestée, dans le lieu même où il y aurait eu destruction totale de leur continuité, tandis que nous nous proposions de nous convaincre du moyen reproducteur.

Ainsi, avons-nous pensé qu'il était tout simple de nous réduire, pour obtenir ce double résultat, à deux modes d'expériences. L'un consiste à ruginer complètement une étendue suffisante d'un os long, pour le dépouiller de son périoste, en le privant, en même temps, dans une longueur égale, partie correspondante, de sa mem-

brane médullaire et de sa moëlle, afin de s'assurer, la nécrose ayant nécessairement lieu, de
l'impossibilité de la réparation ou du moyen
que la nature y emploie; l'autre mode, à retrancher une pareille longueur de toute la substance d'un des os de l'avant-bras, y compris,
bien entendu, le périoste, section faite sans le
moindre éclat, pour nous convaincre également
du moyen de réparation, en infirmant l'opinion
de DUHAMEL et de TROJA.

La première expérience devait, inévitablement, produire une nécrose de toute l'étendue
dépouillée. La seconde entraînait une perte de
substance égale à la portion retranchée.

De cette manière, devions-nous amener, avec
une durée de temps suffisante, un résultat non-
équivoque, en ne produisant, sur-tout, que le
moindre délabrement possible.

Avant de suivre les progrès successifs de nos
expériences, disons comment nous avons opéré
nos pigeons.

Manière de les opérer.

Seize gros pigeons d'un an ont été consacrés

à nos expériences, huit pour chaque objet que nous nous étions proposés d'examiner.

Tous opérés le même jour, nous les avons successivement tués pour en faire le plus scrupuleux examen dans l'ordre de temps suivan :

Vingt-quatre heures, 3, 6, 18, 30, 40, 60 et 90 jours après l'opération.

Ces différens termes nous ont paru suffisans pour atteindre le but que nous nous sommes proposé d'abord. Nous avions usé de beaucoup de ménagemens pour leur conserver la vie.

Après avoir choisi l'avant-bras de préférence à la jambe, afin de conserver plus sûrement la longueur du membre par le soutien d'un des os qui nous servait d'attelle, de favoriser aussi le repos nécessaire à l'œuvre de la régénération, nous avons incisé régulièrement les deux tiers de l'avant-bras le long d'un de ses os dans la direction des fibres musculaires.

Cette incision pratiquée dans un des cas pour produire la nécrose de l'os, a été faite de manière à le dépouiller entièrement de son périoste dans l'étendue déterminée, tout en ménageant scrupuleusement le reste, afin de ne causer ni hémorragie, ni dégat, qui pussent compromettre l'existence du pigeon.

L'os a été ensuite coupé nettement vers une de ses extrémités pour le priver de sa membrane médullaire, en foulant sa cavité de petites lamines de plomb dans l'étendue de la portion complètement ruginée, afin de déterminer plus sûrement la nécrose que nous nous proposions de produire.

Dans la deuxième série d'expériences, nous avons, avec les mêmes ménagemens, retranché, au moyen de ciseaux bien tranchans, la moitié du même os de l'avant-bras, section faite entre ses deux extrémités, ayant soin de la faire bien nette pour ne pas laisser la moindre esquille.

Des marques ayant été faites, à ces oiseaux, pour ne pas commettre de méprises, nous avons pu les choisir pour les examiner, chacun, ainsi que nous nous l'étions proposé, afin de chercher à confirmer, d'une manière encore plus positive, le fait que nous a valu notre observation.

Les dessins de la planche 2 représentent, avec une rigoureuse exactitude, les cas pathologiques les plus remarquables qui ont résulté de ces vivisections.

PREMIÈRE SÉRIE D'EXPÉRIENCES.

NÉCROSE DÉTERMINÉE PAR LE DÉPOUILLEMENT DU PÉRIOSTE ET DE LA MEMBRANE MÉDULLAIRE.

Examen après 24 heures.

I. Membre tuméfié. Plaie béante offrant à sa surface une matière albumineuse et du sang caillé desséché.

Le tissu cellulaire ainsi que les muscles, confondus, jaunâtres, infiltrés d'une lymphe gluante, albumineuse, particulièrement autour de l'os qui avait été dépouillé de son périoste, et qui paraissait déjà disposé à se nécroser.

Les portions saines de l'os qui touchaient à la partie dépouillée, légèrement tuméfiées, ainsi que le périoste, les insertions tendineuses et musculaires vers ce point.

Examen après 3 jours.

II. État un peu plus apparent que le précédent. Une sorte de dépôt calcaire vers les bouts sains.

Examen après 6 jours.

III. Persévérance du sang coagulé. Matière albumineuse, d'aspect un peu cireux, enveloppant une partie de la nécrose évidemment formée, l'os ayant perdu sa couleur rosée qu'il doit au systême sanguin qui l'injecte. L'os déjà noirâtre en partie.

Les muscles plus confondus encore et tuméfiés, imprégnés, en apparence, d'une humeur gélatineuse.

Les portions d'os, tenant à la nécrose, enveloppées d'une espèce de godet évidemment cartilagineux, encroûté d'un peu de phosphate calcaire. Ces portions d'os elles-mêmes légèrement tuméfiées. *Voyez la figure* 1.re

Examen après 18 jours.

IV. Peu de sang coagulé. Toujours cette matière albumineuse, presque de la nature de la cire jaune, encroûtant une partie de la nécrose.

Quelques points calcaires dans les muscles, réduits, auprès de l'os nécrosé, en substance gélatino-cartilagineuse.

Les godets dont nous venons de parler dans l'examen précédent, formés, en apparence, par le périoste et les insertions tendineuses et musculaires, confondus avec la masse intermédiaire et les extrémités sensiblement tuméfiées de l'os sain.

Examen après 30 *jours.*

V. La plaie sur le point d'être cicatrisée. L'avant-bras moins tuméfié.

Point de sang coagulé. Cette même substance jaune, dont nous avons parlé, disposée en forme de mastic à la surface de la portion encore à découvert de la nécrose. Les couches profondes des muscles qui enveloppaient cette nécrose, transformées en substance osso-cartilagineuse, constituant le séquestre ou le nouvel os, que contribuaient à former aussi les espèces de godets dont il a été fait mention antécédemment.

La partie postérieure du nouvel os, de forme olivaire, était plus particulièrement ossifiée.

Examen après 40 *jours.*

VI. Progrès plus sensibles.

Examen après 60 jours.

VII. Plaie parfaitement cicatrisée. La nécrose en grande partie renfermée dans l'os évidemment régénéré, recouverte, dans l'ouverture du séquestre, d'une croûte albumineuse compacte et cornée.

Les sommets du séquestre faisant masse commune avec les bouts sains de l'os qui, d'abord, ne paraissaient qu'encroûtés de phosphate calcaire.

Le séquestre offrait postérieurement, dans son centre, une pièce osseuse qui s'unissait, par deux fibro-cartilages, aux portions osseuses qui partaient de chaque bout. *Voyez les fig.* 2 *et* 3.

Examen après 90 jours.

VIII. La plaie entièrement consolidée, sans apparence même de cicatrice, était recouverte de plumes.

La masse musculaire d'un volume moindre que dans l'état sain, bien distincte de l'os positivement régénéré.

Le séquestre ovöïde ne présentait qu'une simple ouverture, remplie de cette substance que nous avons constamment observée, qui recouvrait la portion d'os nécrosé répondant à cette issue.

La pièce osseuse du centre de l'os régénéré confondue avec les autres pièces qui lui correspondaient supérieurement et inférieurement. *Voyez les figures* 4 *et* 5.

Une de ces régénérations, examinée soigneusement après l'avoir détachée du membre, nous a présenté une cavité dont les parois nous ont paru lisses et disposés à former une membrane, que nous avons même cru reconnaître en partie.

Cette cavité, de forme olivaire un peu allongée, était fermée à ses deux extrémités, où aboutissaient les deux portions d'os, séparées de la nécrose, tronquées sans le moindre développement ultérieur vers ce point.

La cavité médullaire de chaque bout était évidemment fermée et ossifiée un peu au-dessus de la séparation de la nécrose. *Voyez la figure* 6.

A l'extérieur, la régénération était légère-

ment mamelonnée, adhérente aux muscles qui
y avaient déjà pris leurs points d'insertion.

En suivant le décroissement olivaire du séquestre, ou de l'os régénéré, vers les portions
saines, il nous a été facile de nous assurer qu'elles
s'étaient moins développées par elles-mêmes
qu'accrues par l'encroûtement du phosphate de
chaux , dont s'étaient imprégnées les parties
molles environnantes , sans qu'il soit possible
de penser que le périoste, qui avait participé
à cette imprégnation sur ce point où il existait,
ait pu se prolonger pour constituer le séquestre.
Nous avons déjà dit qu'on l'avait entièrement
ruginé sur l'os nécrosé.

Il est, d'ailleurs, évident que ni la moëlle,
ni la membrane médullaire n'ont pu contribuer
à la formation du nouvel os, à moins que ce
ne fût seulement vers le sommet de l'ovoïde,
dans l'ouverture médullaire.

L'os, dans une longueur égale à son dépouillement, était positivement nécrosé, plein, en
partie, des lamines de plomb que nous y avions
introduites, entièrement isolé au milieu du séquestre.

DEUXIÈME SÉRIE D'EXPÉRIENCES.

ABLATION ENTIÈRE, DE 30 MILLIMÈTRES DE LON-
GUEUR, D'UN DES OS DE L'AVANT-BRAS D'UN
PIGEON.

Examen fait après 24 heures.

I. Un caillot de sang occupait le vide formé
par l'ablation.

Tuméfaction des muscles et de toutes les parties environnantes.

Examen après 3 jours.

II. Caillot plus solide. Tuméfaction des
parties molles. Léger gonflement des bouts
d'os.

Examen après 6 jours.

III. Le caillot moindre. Moins de tuméfaction aux parties molles.

Un peu plus de gonflement dans les bouts
d'os, encroûtés légèrement de phosphate cal-

caire. Leur cavité médullaire déjà obstruée par une substance osseuse, sans la moindre apparence d'un corps quelque peu-solide entr'eux. *Voyez la fig.* 7.

Examen après 18 *jours.*

IV. Petit caillot à la surface. Matière albumineuse concrétée également à l'extérieur, ainsi que dans les cas qui précèdent celui-ci.

La plaie s'était rétrécie.

Les parties molles presque dans leur état naturel, sans interposition d'aucun corps consistant ou solide, entre les deux bouts d'os qui se prolongeaient déjà sensiblement, et dont l'orifice médullaire était fermé.

Examen après 30 *jours.*

V. La plaie presque fermée. Prolongemens laminés et anguleux des deux bouts entièrement fermés. Rien dans les intervalles. Pas le moindre gonflement dans le membre. *Voyez la fig.* 8.

Examen après 40 *jours.*

VI. Un peu plus de développement dans les os,

Examen après 60 *jours.*

VII. Ayant incisé le membre des deux côtés, parce que nous avons cru, d'abord, le procédé plus facile pour exciser l'os (c'est le premier pigeon que nous ayons opéré), il s'est formé un caillot de chaque côté qui a donné lieu à un phénomène extraordinaire, tout-à-fait particulier à cette expérience-ci.

Ces deux caillots, assez considérables par l'effet de l'hémorragie, remplissaient tout le vide causé par l'ablation, en s'opposant aussi à la cicatrisation. Ils étaient noirs et très-desséchés, et proéminaient au-dehors.

Observés très-soigneusement avec les parties qui les cernaient, nous avons positivement remarqué qu'ils étaient enveloppés chacun de lames ou brides fibro-cartilagineuses, en forme de poches ou de kistes imprégnés par intervalle de phosphate calcaire, servant de moyen d'union entre les deux bouts d'os évidemment tuméfiés, concaves et un peu amincis sur leurs bords comme pour constituer les sommets de la régénération qui se préparait à remplacer la portion d'os enlevée. *Voyez les figures* 9 *et* 10.

Examen après le 90.ᵉ jour.

VIII. Les choses rentraient ici dans l'ordre antécédent à celui que nous venons immédiatement de rapporter.

Les bouts d'os évidemment prolongés l'un vers l'autre, ne laissaient plus guères qu'un tiers du vide qui avait été fait.

Il est possible qu'on eût obtenu un résultat plus avantageux encore, si ce seul pigeon n'eût pas continué d'être souffrant. *Figure* 1.ʳᵉ

———————

Les vivisections de cette série n'ont point offert d'encroûtemens calcaires comme dans la première.

Les bouts de l'os s'étaient accrus dans leur propre substance, lorsque, dans la première série, la régénération s'était sensiblement opérée par les parties étrangères à l'os même.

Nous ferons, au sujet de cette seconde série, une observation qui nous paraît très-importante, c'est que l'os tronqué dans l'amputation des extrémités, semble précisément se comporter, à l'élongation près qui ne se fait pas, de la même manière que les bouts qui résultent de l'ablation que nous avons faite, en faisant, toutefois, abstraction de l'exfoliation ou de la nécrose qui peuvent avoir lieu dans l'amputation.

Ainsi, d'après Louis (*Mémoires sur la saillie de l'os dans l'amputation.* MÉMOIRES DE L'ACADÉMIE DE CHIRURGIE, T. 2, in-4.°), la portion d'os tronquée dans l'amputation, se ferme-t-elle vers son canal médullaire, en s'arrondissant le plus ordinairement de sa propre substance, sans que les bornes que se prescrit la nature soient dépassées, ce qui doit être naturellement produit par le raccourcissement du membre.

Nous avons pensé qu'il serait bien de joindre les dessins donnés, à ce sujet, par le célèbre Louis, à ceux de notre seconde série d'expériences. Ces rapports nous ont paru curieux à établir. *Voyez la planche* 2.

22

RÉSULTAT

DE NOTRE OBSERVATION ET DE NOS EXPÉRIENCES. CE QU'ON PEUT EN DÉDUIRE EN FAVEUR OU AU DÉSAVANTAGE DES THÉORIES ÉTABLIES AUJOURD'HUI SUR LA RÉGÉNÉRATION DES OS.

Comment se fait-il qu'on soit encore aussi partagé sur la régénération des os, lorsque des faits aussi multipliés qu'évidens attestent cette réparation pour le vide même le plus complet, le plus absolu; quand, d'une autre part, toutes les parties qui environnent la nécrose, par exemple, paraissent être destinées à réparer la perte qui a été faite.

Les explications différentes qui ont été données, tiendraient-elles à ce que peu d'esprits sont assez peu dégagés de prévention pour ne pas sortir des idées qu'ils ont conçues d'abord, ou qu'on leur a fait entendre, lorsqu'au contraire il serait si profitable, pour la science, de ne parler de ses propres observations qu'après avoir consulté l'analogie et étudié les rap-

ports des objets sous tous les points de vue possibles, sans autre but que celui de la recherche
de la vérité?

Et telle est positivement cette espèce de fa-
talité, qui nous entraîne souvent indépendamment de nous-mêmes, vers des erreurs qui s'accréditent toujours beaucoup trop de temps pour
l'intérêt de l'humanité! Si ces erreurs, seulement, échappaient aux hommes ordinaires; mais
ceux dont l'autorité impose le plus, tendent si
souvent à les produire ou à les accréditer eux-
mêmes !

On ne pourra, je pense, contester la vérité de
ces réflexions, quand on aura examiné les preu-
ves de nos propres travaux comparativement aux
expériences et aux opinions de DUHAMEL, TROJA,
HALLER, BORDENAVE, CAMPER, HUNTER, CALLI-
SEN, BICHAT, SCARPA, WEIDMANN, RUSSEL,
HOWSHIP, BOYER, RICHERAND, DUPUYTRIN, CRU-
VEILHIER, RIBES, LARREY, BECLAR, WILLERMÉ,
LEBEL, FRETEAU et DUCASSE, pour ne parler
encore que des principaux.

Pour ne pas être long en exposant chacune
de ces opinions, pour lesquelles il est mieux

de recourir aux mémoires qu'ils ont écrits, nous pensons qu'il doit suffire à l'intelligence de notre affaire, de ne parler des auteurs que nous citons, que lorsque nous y serons nécessairement conduits par l'enchaînement de nos idées, sans nous astreindre précisément à nous occuper de chacun d'eux.

L'assurance que nous prenons ici, ne mériterait sans doute aucune grace, si elle ne trouvait pas son excuse dans les faits observés avec autant de réflexion que de bonne foi, dégagé, comme nous le sommes, de toute tendance à suivre une idée favorite.

Nous sommes loin, toutefois, de prétendre déterminer, sous tous les rapports, l'importante question qui nous occupe; notre dessein est seulement de contribuer à en fixer les points les plus contestés, et à obliger les observateurs à répéter toutes les expériences susceptibles de déterminer irrévocablement les faits que nous cherchons à prouver.

Nous serions alors trop heureux, si, en évitant des erreurs d'une autre espèce, nous nous étions dirigés sur la bonne voie.

En conséquence, nous prouverons, d'abord, la régénération de l'os, puis, nous donnerons le résumé de notre observation et de nos expériences, en nous étayant de tout ce qui peut en confirmer les résultats contre les opinions mêmes de ceux qui ne partagent pas notre manière de voir.

TÉMOIGNAGES

EN FAVEUR DE LA RÉGÉNÉRATION.

La régénération d'un os, signifiant, dans son acception absolue, sa reproduction, après la destruction, de toute son épaisseur dans un point de l'intervalle de ses deux extrémités, nous confirmons ce principe, d'après notre expérience, contre l'opinion de MM. BOYER et RICHERAND, et malgré cet aphorisme d'Hippocrate : *quodcumque os, sive cartilago, sive nervus prœcisus fuerit in corpore neque coalescit.* Aph. 29. sect. VI.

Dans cette affirmation, nous ne ferons qu'appuyer les faits que nous devons à EKEBERG (1), OETHEUS (2), DECKER (3), Félix PLATERUS (4), RUISCH (5), SCULTET (6), JOB A MECKREN (7),

(1) Mâchoire renouvelée. Mémoires de l'académie de Suède, année 1757, vol. 18.
(2) Schinckii obs. lib. 1; observ. iij, *de Maxillis.*
(3) *Exercitationes pract.*, pag. 582.
(4) Observ. lib. 2, pag. 397.
(5) *Museum anatomicum Ruyschianum. Theca repositorium* IV, page 94.
(6) *Observationes. Armamentarium.*
(7) *De osse dextri brachii adjutoris, motu integro permanente ablato. Observ. medico-chirurg.* cap. 69.

BAIER (1), LAING (2), RUGE (3), RAYGERUS (4),
TROJA (5), DUHAMEL (6), DAVID (7), MOREAU
ET DANGERVILLE (8), BORDENAVE (9), CHESEL-
DEN (10), BONN (11), COUTAVOS (12), PERCY (13),

---

(1) *Ephem. acad. ann. 7 et 8, observ. 4. de maxillæ amplo fragmento per callum restituto.*

(2) Sur une grande portion de tibia enclavée et réparée ensuite par le cal. T. 1 de la traduction des essais d'Edimbourg, 1749.

(3) *Os maxill. infer. regener. Dissertatio de morbis præcipuis sinuum.* HALLER, disp. chirug. T. 1, p. 216.

(4) BONNET. Medicina septentrionalis, lib. 2. *De oris affectionibus*, sect. 4, cap. 25. *Maxilla inferior regenerata*, p. 335. C'est en parcourant la France, *praxeos et selectissimarum bibliothecarum, lustrandarum causâ*, dit GENSELIUS, que RAYGERUS fut à même d'observer, à Bourges, cette régénération.

(5) *De novorum ossium regeneratione experimenta.*

(6) Mémoires de l'académie des sciences.

(7) Mémoires de l'académie de chirurgie.

(8) Clavicule régénérée présentée à l'académie de chirurgie. Mémoire de cette académie.

(9) Mémoire sur quelques exostoses de la mâchoire inférieure. Mémoire de l'académie royale de chirurgie, T. 5, page 228, in-8.°, nouvelle édition, avec des notes, 1819.

BORDENAVE, cite à ce sujet, indépendamment de son observation, des exemples de mâchoires régénérées, dus à GUERNERY, BELMAIN, VALKER, communiqués ou lus à l'académie royale de chirurgie.

(10) Cylindre osseux, long de 6 à 7 pouces, trouvé dans un humérus. Ostéographie, p. 55, f. 1.

(11) BONN (Andreas), *Descriptio thesauri ossum morbosorum hoviani.* In-f.° amstelodami, 1783.

(12) Observation sur la guérison d'une fracture de la jambe droite, avec déperdition considérable du tibia, par Coutavos. Mém. de l'académie de chirurgie, T. 2, p. 415.

(13) Moitié d'une mâchoire inférieure détruite par la carie, régénérée par Percy. Journal de médecine, janvier 1791, T. 86, page 197.

RUSSEL (1), HOWSHIP (2), RIBES (3), BECLARD (4), WILLERMÉ (5), PELLIEUX aîné (6), DUCASSE fils (7), FRETEAU de Nantes (8), RIGAL (9), BLAISE (10), et LEBEL (11).

---

(1) Essai sur la maladie des os appelée *Nécrose*, par James Russel à Edimbourg. Extrait lu par Maunoir, chirurgien à Genève. Recueil périodique de la société de médecine à Paris.

(2) Experiments and observations, etc.; c'est-à-dire, expériences et observations sur la réunion des os fracturés. Extrait des transactions médico-chirurgicales, T. 9, partie 1.re, 1818.

(3) Article Nécrose du Dictionnaire des sciences médicales.

(4) Réflexions sur la Nécrose. Bulletin de la faculté de médecine de Paris, août 1813.

(5) Article Ossification du cal, du Dictionnaire des sciences médicales.

(6) Dissertation sur la régénération des os, par M. Pellieux aîné, médecin en chef de l'hôpital de Beaugency.

(7) Observation d'une Nécrose du tibia, avec formation d'un nouvel os, par M. Ducasse fils, professeur-adjoint à l'école de médecine de Toulouse; journal général de médecine, T. 50, juin 1815.

(8) Quelques considérations sur la doctrine des Nécroses, suivies d'une observation de Nécrose du tibia, par M. Freteau, Docteur en médecine à Nantes, associé national de la société de médecine de Paris; journal général de médecine, T. 53, mai 1815.

(9) Os régénéré, fracturé ensuite. Annales de la société de médecine pratique de Montpellier; juin 1812.

(10) Essai sur la Nécrose, par M. Blaise de Laon; Paris 1815.

(11) Réflexions sur la régénération des os, accompagnées d'une observation de Nécrose du tibia, comprenant toute la circonférence et toute l'épaisseur de l'os, avec intégrité de la moelle et de la plus grande partie du périoste, par M. Lebel; journal complémentaire du Dictionnaire des sciences médicales, T. 5, page 309.

Nous nous dispenserons de rapporter les faits cités par chacun de ces observateurs, en renvoyant aux ouvrages qui en présentent les détails, et dont il nous suffit d'avoir donné les titres.

Nous dirons seulement, en général, qu'il est impossible de contester des preuves aussi évidentes sans soutenir une proposition entièrement fausse, à moins de ne voir les opérations de la nature qu'à travers ses préventions, de ne les juger qu'avec des vues isolées, ou par les résultats incomplets que l'on a pu obtenir de sa seule expérience.

En effet, parce que celui-ci n'a été à même d'observer que le développement de la substance osseuse, celui-là l'ossification du périoste, l'un l'épanchement du suc osseux dans les parties molles en général, l'autre des bourgeons cellulaires, ce qui peut, séparément, se présenter selon les circonstances, devrait-on se laisser prévenir par une seule autorité, sans respect pour notre discernement, qui devrait nous obliger à profiter, avec impartialité, de toutes les lumières, de tous les faits, pour en déduire des règles sûres, l'expression de la vérité?

Des essais, des tentatives isolés, pourraient-
ils constituer la véritable expérience qui n'égare
jamais?

Les témoignages que nous venons de citer en
faveur de la réalité de cette régénération, nous
conduisent naturellement à rapporter l'examen
que nous avons fait nous-mêmes de ce LESIER,
auquel M. le Professeur DUPUYTRIN enleva, avec
tant de succès, une grande partie de la mâchoire
inférieure.

Pour avoir visité M. LESIER, loueur-proprié-
taire de cabriolets, Chaussée-d'Antin, nous pouvons assurer que nous attendant à trouver une
difformité manifeste, nous avons été dans le plus
grand étonnement en ne voyant rien qui pût
seulement faire pressentir qu'une pareille opération eût été faite. Une seule cicatrice linéaire
sur le menton n'offrait guères que le stigmate
apparent de la blessure d'un brave.

La mâchoire paraissait avoir ses premières
dimensions, par l'effet d'une substance régénérée solide, qui avait aussi remplacé le bord al-
véolaire, de manière à favoriser la mastication
de ses alimens, qu'il ne choisissait plus : nous
en eûmes la preuve en le voyant manger.

Le résultat de cette grande et belle opération, qui a tant fait de bruit dans le temps, dont la hardiesse honore si justement l'habileté de l'illustre Professeur de la faculté de médecine de Paris, dont nous venons de parler, vient encore justifier l'opinion positive que nous émettons sur la régénération, sur-tout après avoir lu ce que dit à ce sujet le Docteur RIBES (article MACHOIRE *du Dictionnaire des sciences médicales*, T. 29, page 433), *que déjà environ six semaines après cette opération laborieuse, les tissus étaient durcis, lorsqu'il semble que jamais déperdition de substance n'a eu lieu.*

L'illustre Baron PERCY, après avoir enlevé la presque totalité de l'arc d'une mâchoire inférieure (*observation citée*), avait évidemment vu la plupart des dents restées dans les parties molles malgré l'ablation de l'os, recouvrer, avec le temps, leur première solidité, en s'implantant dans une reproduction positivement osseuse.

Cette régénération, quoiqu'on en ait dit, n'est pas seulement propre aux os longs, mais elle s'étend encore à toutes les formes d'os.

Entr'autres faits de cette dernière espèce, nous citerons l'observation que M. le Baron LARREY

donne d'une ouverture de trépan comblée entièrement sans laisser subsister la moindre différence entre la solidité de ce point et celle des
autres parties du crâne. *Notice sur la rupture
du col du fémur, suivie de quelques réflexions
sur la formation du cal dans les fractures.*
(Journal complémentaire du Dictionnaire des
sciences médicales, T. 8, page 112.)

TENON, après avoir fait des perforations à des
crânes de chiens vivans, a vu l'humeur glutineuse, qui filtrait de ces ouvertures, passer successivement à l'état osseux. (*Mémoires de l'a-
cadémie des sciences*, 1758.)

Le premier volume de l'Annuaire médico-
chirurgical des hôpitaux civils de Paris, *Observations sur des nécroses du crâne, produites
par la syphilis*, par le Docteur CULLERIER, fait
mention d'une régénération déjà marquée faite
aux dépens de la dure mère qui était restée intacte au-dessous de tout un coronal nécrosé, et
qui présentait un certain nombre de points d'ossification déjà étendus en surface, évidemment
disposés à combler le vide formé par une nécrose
aussi large. *Voy. la figure 6 de la planche* 1.re

Au résumé, nous nous servirons des expres-

sions mêmes de M. le Docteur RIBES (article
NÉCROSE *du Dictionnaire des sciences médicales*, T. 35, page 374), pour confirmer la
vérité que nous contribuons à justifier par nos
propres observations.

*Nous possédons aujourd'hui des portions
nécrosées de toute l'épaisseur du cylindre de
l'humérus, du radius, du cubitus, du fémur,
du tibia et du péroné. Ces séquestres com-
prennent non-seulement toute l'épaisseur, mais
encore le quart, le tiers, la moitié, et souvent
toute la longueur du cylindre osseux. La forme
de ces séquestres est semblable à la même partie
de l'os opposé du sujet auquel ils appartiennent.
Il n'y a rien de changé; on y reconnaît les
bords et les faces, qui sont restées lisses et
unies, quand telle a été leur disposition première. On reconnaît la ligne âpre du fémur
dans une portion du cylindre de cet os nécrosé.*

On sait que RUISCH n'avait déjà plus de doute
sur cette régénération, si légèrement contestée
depuis lui, qu'il démontre évidemment par cette
figure de son *musée anatomique* qui représente
un des faits les plus remarquables qui aient encore parus.

C'est en ces termes que Ruisch donne sommairement l'explication du dessin que nous
avons placé à côté de celui que nous donnons
nous-même : *Os tibiæ, è cujus superiori parte
per cariem inveteratam corruptâ, in cura-
tione vi naturæ propullulavit frustum osseum
teres et cavum.* (Theca repositorium IV, n°. 2,
page 94.)

Il garantit, aussi, l'exactitude du fait qu'il
donne, en s'exprimant de cette manière, pour
ne laisser aucune espèce de prise à l'incertitude : *Consultum duxi denuò illud os figuris
illustrare præsertim cum res adèo rara sit ut
dubium movere potuerit alicui.* (T. 2. Thes.
anat. 8, p. 7.)

On se rappelle, d'autre part, que l'habile
Chirurgien en chef de l'Hôtel-Dieu, Moreau,
présenta, à l'Académie royale de chirurgie, une
clavicule entièrement régénérée sous ses yeux,
qu'il avait enlevée après la mort du sujet de
l'observation.

« *La mort du malade arrivée,* dit Bordenave (Mémoire cité, page 244), *par les suites
fâcheuses d'une tumeur à la cuisse, procura*

à *M.* Dangerville, *le moyen de voir et d'ex-*
poser aux yeux et au jugement de l'académie,
cette clavicule secondaire et régénérée, la-
quelle ne différait ni en longueur ni en soli-
dité de la première, mais seulement par sa
figure, étant plus applatie et moins ronde
dans son corps, ayant, d'ailleurs, avec l'a-
cromion et le sternum, les mêmes connexions
que la clavicule primitive. »

Comme il est utile, et beaucoup plus concluant, de présenter des preuves parlantes, nous
joindrons au dessin du cas pathologique qui nous
est particulier, celui de Ruisch et du Docteur
Cullerier, observation de nécrose dont nous
avons déjà parlé.

La rareté du premier ouvrage, ainsi que le
prix élevé de l'*Annuaire médico-chirurgical*,
à cause du luxe de ses gravures, sont les motifs
qui nous ont déterminé à réunir cés dessins aux
nôtres.

Si cette régénération est évidente, ainsi que
nous venons de le prouver, après l'ablation ou
la nécrose de la totalité d'une portion de la
continuité d'un os, sans qu'on ait à objecter

qu'un fragment resté sain ait pu servir au développement de la partie régénérée, sans qu'on ait même à opposer l'existence du périoste pour servir à la formation du cal, on aura sans doute lieu d'être surpris que MM. les Professeurs BOYER et RICHERAND, aient affirmé, positivement, le contraire de la proposition que nous émettons.

Ce serait trop évidemment s'écarter de la vérité, par l'effet de simples circonstances qu'on généraliserait, à tort, pour que nous n'ayons pas le droit de contribuer à renverser une doctrine qui nous priverait de l'heureux espoir de trouver, dans la nature médicatrice, des ressources dont la priveraient ces deux grands Chirurgiens, en imposant la cruelle nécessité de l'amputation, lorsque la perte de substance serait assez grande pour ne pas offrir, selon eux, la possibilité de la réparation.

En ceci, après avoir donné les preuves qui déposent en notre faveur, nous citerons textuellement les expressions de ces messieurs, pour qu'on ne puisse pas nous accuser de les avoir dénaturées.

Voici le texte du Professeur BOYER, dans le

principe, toutefois, opposé à M. Richerand, que le périoste est le seul moyen de régénération, lorsque, du moins, cette membrane existe:

« *Si l'on examine ce qui s'est passé dans l'os malade et dans les parties voisines, on trouvera que dans les cas où la nécrose comprend toute l'épaisseur de l'os et le périoste de ses deux surfaces, le parenchyme de l'os, dans le point de la séparation du séquestre, et les parties molles environnantes se sont développées sous forme de bourgeons charnus; que ces mêmes bourgeons charnus sont devenus la base de la cicatrice, et qu'il ne s'est fait aucune reproduction propre à réparer la substance perdue.* (Traité des maladies chirurgicales, T. 3, page 425, article Nécrose.)

Dans l'idée, au contraire, que ce travail borné dont parle M. le Professeur Boyer, ne se fait que par le développement de la substance osseuse elle-même, d'après l'opinion de l'illustre Scarpa, nous emprunterons, d'une autre part, au Professeur Richerand, son propre langage:

Mais, objecteront les partisans de la doc-

trine de TROJA, comment ne pas admettre
l'ossification du périoste et une véritable régénération, dans les cas où l'on voit un os
long frappé de nécrose dans toute son épaisseur? Alors, si l'on y prend garde, rien ne
remplace la portion enlevée, et le membre se
raccourcit d'une quantité proportionnée à la
longueur de la partie de l'os détachée par la
nécrose. Le plus souvent même il se forme,
dans cet endroit, une fausse articulation qui
prive le malade de l'usage du membre. (Noso-
GRAPHIE CHIRURGICALE, 4.ᵉ édition, T. 3, p. 161).

On avouera que ces bornes prescrites, ici, à
la nature, par M. RICHERAND, sont bien circonscrites relativement aux témoignages que
nous avons donnés.

Nous aurions également lieu d'être étonnés
que, par une contradiction évidente dans ses
propres opinions, M. RICHERAND établisse, d'une
part, que la portion d'os échappée à la nécrose ne
donne lieu qu'à un développement de bourgeons
qui, réunis à ceux des parties environnantes,
ne constituent qu'une cicatrice sans régénération,
en laissant une dépression égale à la portion
d'os détachée, tandis que, d'une autre part, la

nécrose étant interne, le cortex de l'os se tuméfierait et s'accroîtrait de manière à ce que *ses éminences deviendraient saillantes à tel point qu'on aurait peine à le reconnaître pour l'os primitif, tant aussi son altération est remarquable.* (Article cité, page 157.) Comme si ce qui se passe à la surface externe de l'os ne devait pas arriver dans toute sa substance, les raisons étant les mêmes.

Pourrait-on devenir dupe de cet argument de M. RICHERAND, que s'il y avait développement du parenchyme de l'os dans la nécrose, c'est que celle-ci n'aurait pas eu lieu dans toute l'épaisseur de l'os, qui, sans cela, se serait comportée comme les bouts des os amputés? (Article cité, page 163.) Nous avons trop positivement démontré le contraire de ce que soutient ce professeur, pour qu'il soit nécessaire d'y revenir.

Nous le répétons, on ne saurait trop s'étayer de preuves, à moins qu'on ne présente ses opinions sous la forme du doute, lorsqu'il est question de fonder une doctrine. La santé des hommes en impose si rigoureusement la nécessité, que ce serait presqu'un crime de lèse-humanité de s'écarter de cette règle.

Pour terminer ce qui est relatif à MM. les Professeurs Boyer et Richerand, nous ajouterons, pour compléter à-peu-près leur opinion, qu'ils étendent ce qu'ils ont avancé au sujet des os longs, aux nécroses des os du crâne, en n'admettant pas autre chose, pour ceux-ci, qu'une cicatrice molle, par suite un peu consistante, entièrement étrangère à la substance de l'os, pour couvrir le vide opéré jusqu'à la dure mère.

Ce n'est cependant pas que M. Boyer n'admette, dans quelques cas, la présence d'une expansion mince qui borde, avec le temps, l'ouverture pratiquée au crâne par une couronne de trépan, et qui la rétrécit un peu, phénomène, ainsi que le dit M. Boyer, *qui n'est que le produit simple de l'affaissement des deux tables de l'os et du gonflement de la substance diploïque.* (Article cité, page 431.)

Du moins, cette concession se rapproche-t-elle des résultats pathologiques que nous avons cités de MM. Tenon, Larrey et Cullerier, tendant à prouver bien évidemment que tous les os sont soumis aux mêmes moyens de reproduction. Car comment supposerait-on que les lois qui régissent l'organisation ne fussent pas également uniformes et des plus simples dans leur essence et pour le but qu'elles se proposent?

M. le Docteur CRUVEILHIER (Anatomie pathologique, T. 2, page 380. *Transformation fibreuse du tissu osseux*), vient aussi déposer en faveur de cette régénération des os du crâne, en rapportant que MORAND et FAGET firent voir à *l'académie royale de chirurgie des sciences* des personnes guéries du trépan long-temps avant la mort, dont les ouvertures étaient remplies par une substance osseuse ; autre déposition à l'avantage de la régénération en général, malgré les dénégations qu'on voudrait lui opposer.

M. le Professeur BOYER, au sujet des nécroses des os du crâne, ne serait donc pas autorisé à trop s'étayer de l'autorité de SAVIARD, qui a vu une cicatrice mince et agitée par les mouvemens du cerveau, succéder à l'ablation d'une nécrose du crâne, pour en tirer presque la conséquence que, dans cette partie, on ne voit pas de régénération.

RÉSUMÉ

De notre observation et de nos expériences. — De leurs rapports avec ce qui tend à les appuyer. — Des conséquences que nous sommes autorisés a tirer contre certaines opinions.

Sans trop nous répéter pour les détails dans lesquels nous sommes déjà entrés, nous dirons qu'il nous paraît démontré, par notre observation et nos vivisections, que le périoste est loin d'être l'agent principal, à plus forte raison exclusif, de la formation du cal et de la régénération de l'os, puisqu'il est positif, pour ce qui nous concerne, que cet œuvre s'est opérée sans le moyen du périoste et de la membrane médullaire.

Dans l'observation, nous avions été témoin de la destruction de ces membranes, tandis que, dans nos deux séries d'expériences, nous en avions entièrement dépouillé la portion d'os que nous voulions nécroser (1), lorsque, par

_____

(1) Cette destruction, qui avait paru impraticable à Bichat (_Anatomie générale. Tissu osseux_, page 279 ; (Maingault),

le fait même de l'excision de l'os, dans un autre cas, ces membranes avaient été nécessairement retranchées.

Ce point de doctrine nous a paru d'autant plus important à établir, que des Chirurgiens qui font aujourd'hui autorité, comme nous l'avons dit, fondent encore la régénération, dans les bornes qu'ils admettent, sur l'existence positive du périoste, ainsi que MM. BOYER et RIBES le professent particulièrement.

Ayant déjà produit l'opinion de M. le Baron BOYER, nous citerons seulement, à ce sujet, les expressions du Docteur RIBES (article NÉCROSE *du Dictionnaire des sciences médicales*, T. 35, page 351) : « *Pour qu'il y ait vraiment régénération, il faut que le périoste soit intact : la destruction de cette membrane s'oppose absolument à la reproduction de l'os.* »

Le Docteur CRUVEILHIER paraît seulement disposé à ne point reconnaître de propriété ossificatrice au périoste, lorsqu'il se trouve en con-

à cause du délabrement qui devait causer la mort, nous a été très-facile, ainsi que celle de la membrane médullaire, moyennant le procédé que nous avons indiqué.

Le Docteur CRUVEILHIER (*Anatomie pathologique*), l'a ugée praticable, ainsi que nous, du moins pour le périoste.

tact avec du pus, et sur-tout qu'il y a accès de l'air, seule conséquence qu'on puisse tirer selon lui, des faits cités par M. LÉVEILLÉ, pour prouver le défaut d'ossification du périoste. (ANATOMIE PATHOLOGIQUE, T. 2, page 31. *Transformations et productions organiques. — Ossification du périoste.*) BICHAT avait déja observé que, dans ces circonstances, le pus absorbait les principes de nutrition tendant à constituer la substance osseuse.

Il est, toutefois, vrai de dire que le Docteur CRUVEILHIER avoue que les expériences qu'il a faites ne l'ont pas encore parfaitement éclairé sur la véritable théorie de l'ossification.

Nous avions déjà parlé de l'opinion du Professeur RICHERAND, qui, d'après SCARPA, veut ainsi que le Docteur LÉVEILLÉ, consacrer l'action exclusive du parenchyme cellulaire de l'os, et encore dans des limites beaucoup trop circonscrites, comme nous l'avons déjà dit.

BICHAT, qu'on est toujours disposé à citer lorsqu'il s'agit des propriétés organiques, sous le rapport de ses vues grandes et philosophiques, aurait dû être plus particulièrement consulté par ceux qui veulent trop accorder au périoste,

en lui attribuant une action trop positive relativement à l'os.

Ainsi s'exprime-t-il en admettant, néanmoins,
dans quelques circonstances, l'ossification des
fibres les plus internes de cette membrane :
*Le périoste est étranger à la formation des
os ; il n'est qu'accessoire à celle du cal : il
est seulement une espèce de limite qui circonscrit dans les bornes naturelles les progrès
de l'ossification, et l'empêche de se livrer à
d'irrégulières aberrations.*

Puis il ajoute *qu'il lui semble, au reste,
qu'on a trop envisagé le périoste exclusivement par rapport aux os, que sans doute
il est nécessaire à ces organes, mais, qui
peut-être joue-t-il, par rapport aux organes
fibreux, un rôle encore plus important, point
de vue sous lequel il faut l'envisager, et qui
prétera bien plus à des considérations générales, que celui sous lequel* Duhamel, Fougeroux, *etc., ont considéré cette membrane.*
(Anatomie générale. Système fibreux, T. 2,
pages 281, 282. Maingault.)

Nous aurons encore, plus bas, l'occasion de
rapporter d'autres idées de Bichat sur la régénération des os.

En nous inscrivant contre le périoste, sous le rapport des propriétés qu'on lui attribuerait ici, trop exclusivement, il est clair que pour être conséquent avec nous-même, nous ne serons pas plus portés à embrasser aveuglément l'opinion qui accorderait tout au développement du parenchyme de l'os, ainsi que l'avaient déjà conçu WEIDMANN et LAMBLOT avant l'illustre SCARPA, dont MM. RICHERAND et LÉVEILLÉ ont embrassé la théorie.

Nos idées sont tellement positives sur le concours des tissus pour la formation du cal ou la régénération que nous admettons par des preuves péremptoires, que nous passerions volontiers sur les propositions des auteurs qui nous seraient favorables, pour nous en tenir à nos simples démonstrations.

Il est en effet exact, d'après les témoignages que nous déposons dans ce mémoire, ce qu'on peut aussi facilement expérimenter que nous, que plusieurs choses restent prouvées :

1.º La formation d'un nouvel os ou séquestre autour de la portion de tout le corps de l'os que nous avions entièrement dépouillée de son

périoste et de sa membrane médullaire, pour
la nécroser (1.re *série d'expériences*);

2.º L'élongation des bouts d'os qui restaient
de la portion cylindrique que nous avons retranchée dans la deuxième série de nos vivisections ;

3.º La formation, dans cette dernière série,
de brides fibro-cartilagineuses, osseuses çà et là,
servant d'enveloppes à deux caillots desséchés,
tendant à réunir les extrémités d'os tronquées,
tuméfiées elles-mêmes pour contribuer, ainsi que
le centre, à la régénération du vide primitivement formé par l'ablation d'une portion centrale de l'os.

Pour expliquer positivement cette dernière
circonstance, nous la rattacherons, plus bas, à
l'opinion que Howship a beaucoup trop géné-
ralisée pour qu'elle ne devienne pas une erreur
en la consacrant comme une règle.

Le premier fait établit, du moins, la régénération de l'os, sans le moindre concours des
périostes, puisqu'il ne pourrait être recevable
que ces membranes eussent produit le nouvel
os, du lieu même où elles auraient cessé d'être

ruginées ou détruites, puisqu'il est certain que tout le cylindre nécrosé en avait été entièrement dépouillé.

Le second fait n'est pas moins péremptoire, en faveur d'une élongation de la substance même de l'os, élongation telle, qu'un vide formé par l'excision de moitié de sa longueur, paraissait presque totalement comblé par les bouts, qui étaient déjà très-près l'un de l'autre, tant le développement du parenchyme celluleux et non lamineux de l'os devenait manifeste.

Si nous avons déjà confirmé, par d'autres témoignages que les nôtres, la première série de nos expériences, nous pourrons justement citer, en faveur de la deuxième série, les observations, entr'autres, de M. le Professeur Béclar et du Docteur Blaise, de Laon.

M. le Professeur Béclar (*Réflexions sur la nécrose. Bulletin de la Faculté de médecine de Paris*, août 1813), en contestant qu'une véritable régénération soit possible, dit, cependant, et c'est, il nous semble, se contredire évidemment, que lorsqu'il y a discontinuité parfaite entre les deux bouts d'un os fracturé par l'extraction de plusieurs esquilles, les os s'al-

longent l'un vers l'autre, de manière à ce qu'il
n'y ait pas de raccourcissement.

Le Docteur BLAISE (*Essai sur la nécrose*.
Paris, 1815), confirme, par plusieurs observations qui lui sont propres, ce genre de développement, en disant qu'il peut-être assez considérable pour que les extrémités de l'os puissent
se réunir, malgré leur éloignement, et réparer
le vide qui s'était formé.

En revenant sur ce que nous avons antécédemment dit au sujet de la tendance des ouvertures du trépan à se fermer par le prolongement
circulaire de leurs rebords, il serait facile d'é-
tablir un rapport assez exact entre ce fait et ceux
dont nous venons de parler dans la deuxième
série de nos expériences, puisqu'en supposant
les mêmes circonstances, le vide se comblerait
également sans qu'on pût attribuer cette espèce
de régénération au périoste ou au péricrâne.

En prouvant évidemment l'élongation des
extrémités fracturées, selon le cas qui la détermine, nous pourrions être supris que M. le Baron
LARREY (*Notice citée*), dise affirmativement
que lorsqu'il existe un vide entre les extrémités

fracturées d'un os long, l'intervalle ne se comble jamais, qu'il n'y a aucune espèce de régénération en un mot, tandis qu'il a reconnu, d'ailleurs, que les ouvertures du trépan sur le crâne se fermaient par le développement successif de leurs rebords.

Ainsi donc, de quelques faits isolés et sans un examen rigoureux, voudrait-on toujours tirer une conséquence générale?

Les faits sur lesquels M. LARREY repose son assertion, sont, d'une part, une portion de cylindre de l'humérus qu'il a retranchée sur un animal vivant, sans qu'il y ait eu de régénération, le périoste même conservé; de l'autre, des blessés qui, après avoir perdu toute l'épaisseur d'une partie d'un os long, n'ont obtenu aucune réparation du vide qui existait.

Nous devons observer que le temps étant indispensable à cette sorte de régénération, on serait en droit de reprocher à M. LARREY de ne pas avoir déterminé la durée qui s'est écoulée depuis le principe de l'accident jusqu'au moment où il paraît avoir fixé son jugement.

Le but de M LARREY était de prouver, d'ailleurs, que la présence même du périoste ne sert pas à la régénération, puisque celle-ci ne pourrait toutefois s'opérer, selon lui, qu'au moyen des vaisseaux de la substance corticale de l'os, restée saine; et encore dans les os longs, laisserait-elle toujours une dépression et un raccourcissement relatif à la perte de substance.

En effet, pour appuyer l'élongation en faveur de laquelle nous avons donné une suite d'expériences, où se trouverait donc la difficulté, dans l'hypothèse de SCARPA, que le développement vasculaire se fît aussi bien par les extrémités tronquées que par les portions saines restées de l'os, en partie, nécrosé, ou bien de la fracture?

Nous dirons, cependant, que d'après nos expériences de la première série, nous avons été à même de nous convaincre, comme nous l'avons déjà dit, que les portions saines de l'os, dans le lieu même de la séparation de la nécrose, n'avaient évidemment paru faire aucune espèce de progrès en longueur. Mais ne devons-nous pas attribuer ce fait à l'obstacle que l'os nécrosé devait nécessairement apporter, par sa contiguité, à leur développement, lorsque, d'ailleurs, la nature régénératrice dirigeait tous ses

efforts vers la surface extérieure de la nécrose
pour l'envelopper ou la séquestrer?

Après avoir aussi positivement démontré le
vice des théories admises sur le cal, il est sans
doute convenable, dans l'affirmation des principes qui nous dirigent, de rappeler aux personnes qui auront pu l'oublier, que l'immortel
Bichat avait conçu, relativement au cal, des
idées bien moins bornées que les leurs, en donnant à la nature une toute autre puissance que
celle qu'ils lui attribuent. Au lieu de restreindre
tout au périoste, n'a-t-il pas dit (*Anatomie générale. Systême osseux*, p. 208. Maingault),
que la formation du cal était plus spécialement due aux tissus compacte et celluleux,
ainsi qu'à toutes les parties de la surface divisée
en général?

Et c'est en blâmant les opinions particulières
de Haller, Duhamel, Fougeroux, etc., qu'il
a si judicieusement observé, contr'elles, *qu'elles
ont toutes un vice fondamental, celui de considérer la nutrition osseuse d'une manière
isolée, de ne pas la présenter comme une
division de la nutrition générale, d'admettre,
pour l'expliquer, des raisonnemens unique-*

ment applicables aux os, et qui ne dérivent point, comme conséquences, de ceux qui servent à établir la nutrition de tous les organes. (Article cité, page 201.)

Certes qu'un raisonnement aussi juste devait encore produire cette espèce de sentence qui le suit, qui, pour s'appliquer d'abord au même sujet, n'est pas moins de précepte pour toute espèce d'explications médicales : *Ne perdons pas de vue ce principe essentiel et sur lequel reposent tous les phénomènes de l'économie, savoir, qu'à une multitude d'effets préside un très-petit nombre de causes.* (Article cité, page 201.)

Quoi donc, en conséquence, de plus simple que ce développement de bourgeons qui se fait sur toutes les parties divisées, qui n'est, proprement dit, que l'extension du parenchyme nutritif, se mettant en rapport avec la gélatine, pour passer successivement à l'état cartilagineux, puis osseux, développement fait lui-même du système vasculaire, principe formateur de toute création organique !

Et n'est-ce pas précisément ce que nous avons été à même de suivre dans la marche des phénomènes qui se sont passés, abstraction faite des préventions coutumières qui pouvaient influen-cer nos recherches.

Ainsi avons-nous vu les systêmes fibreux, musculaire, cellulaire et osseux, divisés par le résultat des accidens ou de nos épreuves, con-tribuer à cette transformation que nous avons observée pour la rendre aussi fidèlement que notre intelligence nous a permis de le faire.

Avec des idées aussi peu bornées que celles de Bichat, lorsqu'elles sont si souvent circons-crites ailleurs, parce que nous ne voulons guères donner à la nature que les limites étroites de notre génie, on ne sera, conséquemment, pas étonné que ce grand homme, en parlant de l'irrégularité naturelle du cal, ait dit pour fa-voriser la doctrine de la régénération, *qu'il était d'autant plus gros que les bouts ont resté plus écartés, parce que les bourgeons charnus ayant eu plus d'espace à parcourir pour se rencontrer, se sont plus étendus, et, par con-séquent, ont absorbé plus de substance nu-tritive.* (Article cité, page 201.)

Pourrait-on dire que cette explication ne ren-fermât pas implicitement la proposition de la

2.ᵉ série de nos expériences, lorsque l'antécé-dent démontrerait, avec évidence, l'exactitude des résultats de la 1.ʳᵉ série, ainsi que celle des phénomènes qui se sont passés dans le sujet de l'observation que nous avons d'abord donnée.

Le Docteur Freteau, dont nous avons men-tionné l'observation, n'a pas autrement expli-qué, que Bichat, le bel exemple qu'il nous a donné d'une régénération complète de toute l'épaisseur de la presque totalité du corps en-tier du tibia.

Le célèbre Paré (*des moyens de procéder à la séparation des os cariés, p. 720 de ses œuvres*), sans nous éclairer bien positivement sur la nécrose qu'il paraît confondre avec la carie, a dit, à l'avantage de la régénération, lorsque l'os carié est expulsé, *qu'il se faut bié garder d'appliquer dessus quelques médica-mens corrosifs, de peur de consumer la chair que nature aura produit dessus : laquelle estant nouuellement engendrée, est molle comme formage nouuellement coagulé, à cause qu'il n'y a guères que le sang y est concret et pris ; pourtant se faut donner garde de la consumer par médicamens âcres.*

*C'est auec le temps elle s'endurcit et se forme
en manière de petits grains de grenade, en
laquelle on void la sanie rougeastre, poliè,
égale, glutineuse, non fétide et puis blanche.*

PARÉ, en donnant à penser que la régénération de l'os s'opère plus particulièrement dans
les os longs, avait, sans doute, eu déjà des
motifs pour croire, comme il le dit dans son
15.ᵉ livre des FRACTURES, p. 542, *que de la
médulle et de la propre substance de l'os,
se faict une résudation crasse et terrestre,
dont s'engendre et faict le callus, par la vertu
nutritive, tenant le lieu de formatrice.*

Ainsi, en se servant du témoignage des autorités que nous avons consultées, reste-t-il
positif que les différens systêmes peuvent concourir à la formation du cal et de sa régénération, sans qu'on ait tout à attribuer au périoste ou à la substance seule de l'os.

L'anatomie pathologique n'a-t-elle pas,
d'ailleurs, péremptoirement prouvé de nos jours
que chacun de nos tissus pouvait également
s'ossifier, sans que cette opération puisse être
attribuée pour cela au périoste qui n'existe que
sur le système qu'il recouvre ?

A-t-on vu que cette membrane préexistât à la formation des os dans l'embryon, et pourquoi lui accorderait-t-on, alors, plus que la nature ne lui a départi ?

S'il n'y a nul doute que cette membrane distribue à l'os la plus grande partie de ses vaisseaux, que son intégrité ne soit nécessaire à la vie de ce systême, ne suffirait-il pas de lui donner cet attribut de fonctions avec sa part de concours à la régénération ou à la formation de l'os, quand elle existe encore, sans qu'on puisse dire qu'elle soit le seul moyen dont la nature se serve en pareil cas, ainsi qu'on le supposerait trop exclusivement de la substance osseuse elle-même.

N'avons-nous pas en effet prouvé que la régénération de l'os s'était évidemment opérée là où le périoste et la membrane médullaire avaient été détruits, ainsi que toute l'épaisseur d'un os dans une étendue considérable ?

L'expérience XII de TROJA attesterait, seule, contre le systême qu'il a admis, la régénération sans la moindre participation du périoste, puisqu'il est de fait qu'il avait obtenu un nouvel os dans le lieu même où il avait détruit cette membrane.

La régénération, comme nous l'avons, d'ailleurs, positivement prouvé, ne serait pas moins démontrée, où il y aurait destruction entière de la continuité de l'os.

Nous pourrions très-bien aussi, dans ce cas, nous prévaloir de cette propre assertion du docteur CRUVEILHIER : *M. le Docteur* THOMAS *m'a donné un tibia nécrosé, enveloppé dans les deux tiers de sa surface par un os nouveau, spongieux; la surface de ce tibia est très-lisse, et présente tous les sillons, même les plus petits, de celle d'un os sain. J'ai vu d'autres os qui étaient dans le même état, et certes, ce sont bien là des exemples de nécrose de toute l'épaisseur de l'os.* (Anatomie pathologique, transformation et productions organiques, T. 2, page 37.)

Il resterait donc constant, par le résultat des observations qui ont été faites dans l'esprit le plus impartial, en consultant en même temps nos propres expériences, qu'au lieu de s'asservir à une seule opinion, on pourrait justement admettre le concours des systèmes de HALLER, de DETHLEEF, de BORDENAVE, de DUHAMEL et de SCARPA, dans les rapports que nous avons été à même d'assigner. C'est ainsi que nous avons vu une humeur gélatineuse épanchée, l'élongation des bouts d'os, les muscles, le tissu cellulaire, le périoste lui-même, concourir, à-la-fois, à la régénération de l'os. Ainsi avons-nous vu cette humeur visqueuse, contenant les rudimens de l'ossification, s'épancher, s'infiltrer à travers les tissus pour passer successivement à l'état cartilagineux et osseux. L'élongation des bouts fracturés nous a également été démontrée?

Nous sommes sans doute autorisés à tirer aussi nos preuves de M. CULLERIER (Mémoire cité, *Annuaire médico-chirurgical*), qui a vu la dure mère s'ossifier, sur quelques points, pour contribuer à fermer une ouverture provenant d'une large nécrose du crâne; de TROJA et du Docteur CRUVEILHIER (Ouvrages cités), qui ont observé que les muscles avaient contribué à la formation du cal dans des fractures; de TENON, de MM. BLAISE et BÉCLAR (Articles cités), qui se sont assurés de l'élongation des bouts fracturés; de MM. SCARPA, RICHERAND et LÉVEILLÉ (Ouvrages cités), qui

se sont convaincus du développement du parenchyme de l'os dans son épaisseur.

M. Cruveilhier (Ouvrage cité. *Ossification
de la membrane médullaire*, T. 2, page 41),
dit, au sujet de l'ossification de la membrane
médullaire, et de la moëlle elle-même, qu'il
a évidemment observée, avec le docteur Breschet, dans des fractures faites à des pigeons,
qu'il ne peut expliquer la formation du cal dans
l'écartement de 52 millimètres, entre les deux
fragmens d'un tibia fracturé que lui avait fait
voir le Docteur Tuilier, qu'en l'attribuant à
l'ossification des muscles. M. Cruveilhier avait,
d'ailleurs, vu cette transformation de muscles
en substance osseuse dans deux pigeons dont il
avait fracturé les os.

Comme nous l'avons dit, cette dernière espèce d'ossification nous a paru manifeste dans
l'observation de Dupeyra, ainsi que dans la
deuxième série de nos expériences.

Le fait de Dupeyra ne nous avait pas moins
démontré que la régénération passait aussi par
le fibro-cartilage, substance qui unissait sensiblement le bout inférieur du tibia de notre

blessé à une lame plus solide, qui était déjà en grande partie osseuse.

Assez embarrassé d'expliquer la consolidation, sans raccourcissement, d'un vide absolu de 54 millimètres, après une fracture du tibia, le Docteur Cloquet, dans son rapport sur ce fait donné par le Docteur Pellieux aîné (Dissertation citée), demande s'il ne faut pas croire que comme dans la fracture de la rotule, il ne se serait pas développé un tissu fibreux particulier, occupant l'espace compris entre les deux fragmens de la fracture.

Cette conjecture du Docteur Cloquet est-elle, du moins, un aveu modeste sur le doute qu'il devait justement émettre, entraîné peut-être, d'une part, par l'opinion qui se refusait à admettre la régénération, de l'autre par cette sorte de conviction que lui offrait l'observation du Docteur Pellieux.

Nos travaux ne nous ont rien fait trop préjuger, d'ailleurs, en faveur de l'ossification du périoste interne et de la moëlle. Nous avons seulement observé, ainsi que nous l'avons dit au sujet de la 2.ᵉ série de nos expériences, que les bouts d'os séparés de la nécrose n'avaient pas éprouvé le moindre allongement, qu'ils étaient simplement fermés par ossification, un peu au-dessus de leur séparation, et recouverts d'une manière aussi lisse que tout l'intérieur du séquestre, dont ils formaient les sommets du cône, réunis vers le centre de la nécrose.

Il est présumable que la surface interne lisse du nouvel os, serait devenue, par la suite, après la disparition du vieux os nécrosé, une véritable membrane médullaire, qui, plus concentrée par le resserrement du nouvel os, aurait fini par produire de la moëlle. Ceci paraît assez évident d'après quelques faits. Nous le vérifierons en multipliant nos expériences, ainsi que nous nous le promettons.

La deuxième série de nos expériences nous a également démontré l'obturation ou l'occlusion entière du canal médullaire avec le développement laminé ou arrondi et anguleux des extrémités tronquées, sans que le canal médullaire ait paru plus spécialement fournir à l'élongation de l'os.

La régénération du tibia de Dupéyra nous présenta des circonstances aussi curieuses que convaincantes : le développement en longueur du bout supérieur ou fémoral, tandis que le bout inférieur ou calcanien, sans augmentation de substance, s'unissait, par un fibro-cartilage, à une lame assez épaisse, en partie cartilagineuse et osseuse, dépendante d'une surface albumineuse dans laquelle se trouvaient, à quelques intervalles, des noyaux osseux plus ou moins larges, ainsi que le démontre la 1.re figure de la première planche de notre ouvrage.

Ce que nous avons dit relativement au périoste et à la membrane médullaire, nous fournit ici l'occasion de citer un fait remarquable du Docteur LEBEL, en opposition avec la manière de voir de MM. RICHERAND et LÉVEILLÉ, qui, d'après BRUN, prétendent que la mort de ces deux membranes est indispensable, pour que la nécrose de toute la circonférence et de toute l'épaisseur d'un os long ait lieu.

Le Docteur LEBEL (Ouvrage cité), parle, en conséquence, de l'extraction qu'il a faite de 135 millimètres de long de toute l'épaisseur d'un tibia nécrosé, bien que la plus grande partie du périoste fût restée intacte, ainsi que toute la moëlle de cette portion d'os, la régénération de celui-ci s'étant assez évidemment opérée pour que le blessé pût marcher sans claudication.

Ce cas tendrait sans doute encore à prouver, à l'appui de nos observations, que la régénération des os pourrait avoir toute autre source que l'ossification des membranes dont nous venons de parler, sans les exclure, toutefois, de cette œuvre, dans les circonstances qui leur seraient favorables, puisqu'il est de fait que tous les tissus peuvent y contribuer.

Il nous resterait enfin, favorisé par la 7.me expérience de la deuxième série, à dire ce que nous pensons de la nouvelle explication du cal donnée par John Howship. (Mémoire cité.)

Nous pourrions être autorisés, il nous semble, d'après ce fait qui nous est propre, de la présence du coagulum du sang, qui, dans cette circonstance seule, a servi d'occasion à la formation de brides fibreuses, ossifiées çà et là, pour concourir, ainsi que les extrémités osseuses, tuméfiées, à une véritable régénération, sans que le coagulum ait pris, lui-même, aucun caractère de vitalité par le développement de vaisseaux sanguins, à penser que la théorie de Howship ne pourrait être d'une application générale, parce qu'elle supposerait toujours la nécessité de l'infiltration du sang dans le périoste, où son accumulation dans les parties environnantes de la fracture de l'os nécrosé, pour que les vaisseaux artériels qui s'y développeraient pussent constituer le cal ou la régénération.

N'ayant observé nous-mêmes qu'une seule fois, sur seize pigeons, le phénomène de l'expérience que nous rapportons ici, nous pouvons justement être étonnés que Howship veuille fonder sa théorie sur des choses purement éventuelles, qui ne peuvent également exister partout. Et certes que son injection des vaisseaux du cal n'ajouterait rien à l'explication qu'il voudrait nous donner, puisqu'il était bien reconnu avant lui, que le cal s'organisait ainsi que l'os lui-même.

Le Docteur RIGAL nous a transmis (*Annales cliniques de la société de médecine de Montpellier*, juin 1812.) l'observation d'un cal évidemment établi sur un os régénéré qui s'était fracturé après avoir acquis une organisation aussi parfaite que celle de la portion d'os qu'il avait remplacée.

La théorie d'Howship ne pourrait donc être recevable dans tous les cas, puisqu'elle tendrait à généraliser un simple phénomène. Par exemple, concevrait-on qu'elle pût être admise pour rendre raison de la régénération d'un os, lorsqu'on aurait à peine trouvé un peu de sang épanché ? On ne devrait considérer, en conséquence, l'explication d'Howship que comme un moyen de plus pour éclairer le travail de la régénération, ainsi que le cas pathologique, n.º 7, de la 2.ᵉ série de nos expériences, le démontre. *Voyez les figures 9 et 10 de la 2.ᵉ planche*. Les autres numéros de la même série prouvent évidemment, pour ce mode d'expériences, que le moyen d'Howship s'y trouve en défaut.

Nos expériences, au résumé, pourraient être considérées comme la suite et la conséquence même de celles de MM. WILLERMÉ et BRESCHET, relativement aux fractures qu'ils ont faites sur des chiens et des pigeons pour observer les progrès du cal.

C'est ainsi que nous pourrions nous servir de cette conclusion du Docteur WILLERMÉ (*article* OSSIFICATION DU CAL, *page 436 du tome 38 du Dictionnaire des sciences médicales*), pour baser la théorie que nous partageons avec lui et le Docteur Breschet, à part ce qui nous est plus spécialement propre, ceci ne concernant que les fractures : *Le cal ou la cicatrice des os fracturés, n'est pas exclusivement dû à l'épanchement d'un fluide particulier qui se concrète ou passe graduellement à l'état osseux, ni non plus dans la plupart des cas à celle des bourgeons charnus développés sur la cassure, mais il est souvent dû à toutes ces circonstances réunies ou à une partie d'elles ; et dans tous les cas, le résultat d'une série d'altérations qui s'observent dans les parties molles avoisinant immédiatement la fracture dans le périoste, dans les cavités des os, dans leur tissu lui-même, et dans la substance intermédiaire des fragmens.*

M. le Professeur Dupuytrin (*Cours oral d'anatomie pathologique*) avait déjà, en grande partie, avoué ce jugement dans la distinction qu'il a faite du cal provisoire et du cal définitif, afin de mieux expliquer les phénomènes de l'ossification.

FIN.

TABLE

DES MATIÈRES.

———

(386)

www.ingramcontent.com/pod-product-compliance
Lightning Source LLC
Chambersburg PA
CBHW060950220326
41599CB00023B/3655